உயிர்க் கொல்லி நோய்கள்:
மீண்டும் வருகிறதா ஆபத்து?

உயிர்க் கொல்லி நோய்கள்: மீண்டும் வருகிறதா ஆபத்து?

(மருத்துவக் கட்டுரைகள்)

அக்கு ஹீலர். அ. உமர் பாரூக்

எதிர் வெளியீடு

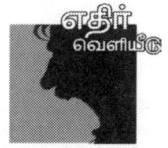

உயிர்க் கொல்லி நோய்கள்: மீண்டும் வருகிறதா ஆபத்து?
(மருத்துவக் கட்டுரைகள்)
அக்கு ஹீலர். அ. உமர் பாரூக்

முதல் பதிப்பு: ஜனவரி 2020
எதிர் வெளியீடு,
96, நியூ ஸ்கீம் ரோடு, பொள்ளாச்சி – 642 002
தொலைபேசி: 04259 226012, 99425 11302
விலை: ரூ.120

Uyirkolli Noikal: Meendum Varukiratha Aabathu?
Acu Healer A. Umar Farook
Copyright© A. Umar Farook

First Edition: January 2020
Published by
Ethir Veliyeedu, 96, New Scheme Road, Pollachi- 642 002.
email: ethirveliyedu@gmail.com
www.ethirveliyedu.in
Price: ₹ 120

ISBN: 978-93-87333-85-7
Cover Design: Jeevamani
Printed at Jothy Enterprises, Chennai.

All rights reserved. No part of this book may be reprinted or reproduced or utilised in any form or by any electronic, mechanical or other means, now known or hereafter invented, including photocopying and recording, or in any information storage or retrieval system, without permission in writing from the Publisher.

பொருளடக்கம்

1. எண்ணெயும் கொலஸ்ட்ராலும்: வெளிச்சத்துக்கு வந்த மருத்துவ அரசியல்! — 9
2. நோய்கள் முளைக்கும் சமையலறை — 15
3. நோய்களின் உளவியல் — 19
4. சீசன் கிருமிகள்: நிரந்தரத் தீர்வு என்ன...? — 27
5. தடுப்பூசி: உண்மையில் பிரச்சினை என்ன? — 32
6. தடுப்பூசி: அறிஞர்களும், சமூக விரோதிகளும் — 38
7. உயிர்க் கொல்லி நோய்கள்: மீண்டும் வருகிறதா ஆபத்து? — 42
8. டெங்கு: சீசன் பீதிகளும், நிலையான ஆரோக்கியமும் — 48
9. அழகென்னும் ஆபத்து — 55
10. நஞ்சின்றி அமையாது உணவு — 61
11. அதிகரிக்கும் வீட்டுப் பிரசவங்கள்: சிக்கல்களும் – தீர்வுகளும் — 70
12. அக்குபஞ்சர்: அங்கீகரிக்கப்பட்ட மருத்துவமா...? இல்லையா...? — 77
13. அன்று பற்றிய தீப்பொறி: நான் ஏன் ஹூலரானேன்? — 82
14. ஒற்றைப் புள்ளி சிகிச்சை முறை — 91
15. யாருக்கோ கட்டிய வீடு: அமெரிக்க தமிழ் நாவல் குறித்த மதிப்புரை — 101
16. உங்கள் குழந்தை யாருடையது...? கட்டுரை நூலின் மதிப்புரை — 106

அன்புத் தோழர்களுக்கு,

வணக்கம். நலம் தானே...?

ஓராண்டு இடைவெளிக்குப் பின் "உயிர்க் கொல்லி நோய்கள்: மீண்டும் வருகிறதா ஆபத்து?" கட்டுரை நூலோடு உங்களைச் சந்திக்கிறேன். இது முற்றிலும் புதிதாக எழுதப்பட்ட நூல் அல்ல என்றாலும், நிகழும் மருத்துவச் சூழலுக்குத் தகுந்தாற்போல அவ்வப்போது எழுதப்பட்டு வெளிவந்த கட்டுரைகளின் தொகுப்பு இது.

இது போன்ற சிறு கட்டுரைகளின் தொகுப்பு இதற்கு முன்பு "மருத்துவத்தின் அரசியல்" 2010 இல் வெளிவந்தது. அதன் பின் வெளிவந்த எல்லா நூல்களும் நீள் கட்டுரைகளாகவே வெளிவந்தன. அறிய வேண்டிய செய்தியை செறிவோடு, அழுத்தத்தோடும் வெளிப்படுத்துபவை சிறு கட்டுரைகள்தான்.

வழக்கம்போல், வாசித்து விட்டு நூல் குறித்த உங்கள் கருத்துகளைப் பகிர்ந்து கொள்ளுங்கள்.

என்றும் அன்புடன்,

அ.உமர் பாரூக் M.Acu, M.Sc (Psy),
கம்பம் அகாடமி ஆஃப் அக்குபங்சர்,
514, குமுளி சாலை, கம்பம். 625 516.
தேனி மாவட்டம்.
healerumar@gmail.com

எண்ணெயும் கொலஸ்ட்ராலும்:
வெளிச்சத்துக்கு வந்த மருத்துவ அரசியல்!

இப்போது மருத்துவ உலகத்தில் மட்டுமல்ல... உணவுச் சந்தையிலும் பெரும் பேசு பொருளாக மாறி இருப்பது எண்ணெயும் கொலஸ்ட்ராலும்தான். அப்படி என்ன மாற்றம் நடந்துவிட்டது எண்ணெய்ப் பயன்பாட்டில்?

பண மதிப்பிழப்பு விவகாரத்தில், நாமெல்லாம் புதிய இரண்டாயிரம் ரூபாய்க்காக ஏ.டி.எம் வாசலில் நின்று கொண்டிருந்த போது, மருத்துவ உலகம் கொலஸ்ட்ரால் பற்றி, தான் ஏற்படுத்தி வந்த விழிப்புணர்வை வாபஸ் பெற்றுக் கொண்டது. மருத்துவ ஆராய்ச்சி இதழ்களில், கொலஸ்ட்ரால் பற்றிய தொடர் விவாதங்கள் உருவாகவும், கொழுப்பு பயமுறுத்தலை வாபஸ் பெறவும் காரணம் 2015-ஆம் ஆண்டின் யு.எஸ்.டயட்ரி அட்வைசரி கமிட்டியின் (USDA) அறிவிப்புதான்.

நாற்பது ஆண்டுகளாக உலகம் முழுவதும் குதிரை வண்டியில் மைக் கட்டி பிரசாரம் செய்யும் அளவுக்கு 'கொலஸ்ட்ரால் உடம்புக்கு நல்லது அல்ல. எண்ணெய் மோசமானது' என்று சொல்லிக் கொண்டிருந்த அமெரிக்க உணவியல் நிபுணர்கள், தலைகீழாக பல்டியடித்தார்கள். அமெரிக்காவின் பிரதான உணவாக இருந்த கொழுப்பு உணவுகள், இதய நோய் பயத்தால் ஒரு கட்டத்தில் தீவிர பிரசாரம் மூலம் கைவிடப்பட்டன. முட்டைகளையும், இறைச்சியையும் மிகக் குறைவாக அமெரிக்க மக்கள் பயன்படுத்தத் தொடங்கினர். கொழுப்பு பற்றிய அச்சத்தை அமெரிக்காதான் உலகம் முழுவதும் பரவச்செய்தது.

'எங்கு மருத்துவர்கள் அதிகமாக இருக்கிறார்களோ, அங்கு நோய்களும் அதிகமாக இருக்கின்றன' என்று கூறுவதாக

எழுதியிருக்கிறார் மணிப்பால் மருத்துவப் பல்கலைக்கழகத்தின் முன்னாள் துணைவேந்தரும், இதய நோய் நிபுணருமான டாக்டர் ஹெக்டே.

'மருந்து மயக்கத்தில் அமெரிக்கா' (Over Dosed America) என்ற நூலில், மருத்துவ நிறுவனங்களின் தவறான நம்பிக்கைகள் எப்படி பரப்பப்படுகின்றன என்பதையும், அது எப்படி வியாபாரமாக மாறுகிறது என்பதையும் விவரிக்கிறார் அமெரிக்க மருத்துவர் டாக்டர் ஜான் அப்ரோம்சன். 'நிறுவனங்களின் லாப வேட்டைக்காக மக்களின் நல்வாழ்வு பலியிடப்படுகிறது' என்று உரத்துக் கூறுகிறது மருத்துவ அரசியலைப் பேசும் இந்த நூல்.

உலக மருத்துவச் சந்தை மற்றும் உணவுப் பரிந்துரைகளின் தலைமையகம் அமெரிக்காதான். அங்கு செய்யப்படும் ஆய்வுகளும் பரிந்துரைகளும் எதிர் கேள்வியின்றி உலக நாடுகளால் ஏற்றுக் கொள்ளப்படும். இந்த நடைமுறை பல ஆண்டுகளாகவே தொடர்கிறது. ஆய்வுகளில் வியாபாரம் மேலோங்குவதற்கும், தவறான முடிவுகள் வெளியிடப்படுவதற்கும் பல காரணங்களைக் கண்டுபிடித்திருக்கின்றனர் மருத்துவ அரசியலுக்கு எதிரான சில அமெரிக்க மருத்துவர்கள். குத்து மதிப்பாக செய்யப்படும் உதிரி ஆய்வுகள், பாதிப்பு அம்சத்தை கவனத்தில் கொள்ளாத முடிவுகள், புள்ளிவிவரங்களின் அடிப்படையிலேயே முடிவுகளை அறிவிப்பது... என்று பல சிக்கலான விவரங்களை வெளிச்சத்துக்குக் கொண்டு வந்துள்ளனர். இதில் ஆபத்தான விஷயம் என்னவென்றால், மருந்து கம்பெனிகளின் நிதி உதவியோடுதான் அரசு ஆய்வுகளே மேற்கொள்ளப்படுகின்றன என்பதுதான்.

மருத்துவத்தின் தவறான ஆய்வு முடிவுகளைப் பற்றிய எதிர்க் கருத்துள்ள ஆய்வுக் கட்டுரைகள் மட்டும் இதுவரை 7,000-க்கும் அதிகமாக ஐரோப்பிய மருத்துவ ஆய்விதழ்களில் வெளிவந்துள்ளன. இது குறித்த கலந்துரையாடல்களோ, விவாதங்களோ நடைபெறுவதே இல்லை. ஆய்வு முடிவுகள் ஆகப்பெரும் விளைவை மக்களிடையே ஏற்படுத்திய பிறகுதான் படிப்படியாக விவாதம் தொடங்குகிறது. அப்படித்தான், நாற்பதாண்டு கொழுப்பு பற்றிய அச்சம் இப்போது விவாதப் பொருளாக மாறியுள்ளது.

கொலஸ்ட்ரால் அல்லது கொழுப்பு பற்றி இந்த அமெரிக்க ஆய்வு வெளியாவதற்கு முன்பிருந்தே பல விஷயங்கள் அவ்வப்போது வெளிவந்து கொண்டேயிருந்தன. அவற்றை டாக்டர் ஹெக்டே தொகுத்துத் தருகிறார். அவற்றில் சிலவற்றைப் பார்க்கலாம்...

★ ரத்தக் கொழுப்பைக் குறைப்பதற்கும் மாரடைப்புக்கும் தொடர்பில்லை. ஏனெனில், மாரடைப்பை உருவாக்குவது மெல்லிய குழாயை அடைக்கும் சிறு உறைகட்டிதான் (Clot). இது எதனால் உருவாகிறது என்பதை இன்னும் உறுதிப்படுத்தாத நிலையில், மாரடைப்புக்கும் கொழுப்புக்கும் தொடர்பை உருவாக்கியதே மருத்துவ அரசியல்தான்.

★ கொழுப்பு குறைப்புக்காக அரை நூற்றாண்டுகளாக பரிந்துரைக்கப்பட்டு வந்த எந்த மருந்துகளும் கொழுப்பைக் குறைக்கவில்லை.

★ நம் உடலில் உள்ள கோடிக்கணக்கான செல்களும் கொழுப்பினால் ஆன சுவர் கொண்டவைதான். நாம் மாரடைப்புக்கு பயந்து கொழுப்பு உணவைக் குறைத்தால், செல்களின் சுவர்களில் சிக்கல் வரும்; புற்றுநோய் ஆபத்து அதிகம்.

★ கொழுப்பைக் கட்டுப்படுத்தும் மருந்துகள் கல்லீரலின் என்சைம்களைத் தடுத்து விடுகின்றன. நம் உடலின் ரசாயனத் தொழிற்சாலைதான் கல்லீரல். அதன் இயக்கத்தின் குறுக்கீடு உடலில் எப்படிப் பிரதிபலிக்கும் என்பதை எந்த மருத்துவராலும் அனுமானிக்க முடியாது.

★ கொழுப்பைக் கட்டுப்படுத்தும் மருத்துவம் என்பதே, பெரு நிறுவனங்களின் லாபங்களுக்காக உருவாக்கப்பட்ட செயல் திட்டமே...

இப்படி நூற்றுக்கணக்கான அதிர்ச்சிகளை தன் கட்டுரைகள் மூலம் தெரிவிக்கும் ஹெக்டே ஓர் இதய நோய் நிபுணர் மட்டுமல்ல; மருத்துவப் பேராசிரியர்; இந்திய அரசின் உயர் விருதான பத்ம பூஷண் விருது பெற்ற மருத்துவர்களில் ஒருவர்.

கொழுப்பு பற்றிய வியாபார நோக்குள்ள, உண்மைக்கு மாறான செய்திகள் சாதாரண மக்கள் வாழ்வில் என்ன மாற்றத்தை ஏற்படுத்தும்?

மருத்துவமனைக்குச் செல்லாத நம் அன்றாட வாழ்க்கையிலும் ஏராளமான மாற்றங்களை அமெரிக்காவின் ஆய்வு முடிவுகளால் செய்ய முடியும். நம்முடைய எண்ணெய்ப் பயன்பாட்டைக் கவனியுங்கள்...

நம்முடைய எல்லா உணவுகளிலும் எண்ணெய் இன்று முக்கியமான இடத்தைப் பிடித்துக்கொண்டிருக்கிறது. இயற்கையான முறையில் பிரித்தெடுக்கப்பட்ட தூய்மையான எண்ணெயைக்கூட நம் முன்னோர்கள் மிக மிகக் குறைந்த அளவிலேயே பயன்படுத்தி இருக்கின்றனர். நாம் சமையல் செய்வதற்கு, நல்லெண்ணெய், கடலை எண்ணெய், கடுகு எண்ணெய் சிறந்தவையா? நிச்சயமாக. சோயா, சூரியகாந்தி, தேங்காய் எண்ணெய்களும் உகந்தவையே. ஆனால், இவற்றை பின்னுக்குத் தள்ளிவிட்டு சோயா எண்ணெயை முன்னிறுத்தியது அமெரிக்காவின் பிரசாரம். சோயா எண்ணெய் வியாபாரம் அமோகமாக இருக்க வேண்டும் என்கிற பேராசையே காரணம். அதற்காக மானியமும் வழங்கியது அமெரிக்கா.

செக்கில் இருந்து நாம் பெறும் எண்ணெயைப் பயன்படுத்தினால் கொழுப்பு கூடும் என்கிற பயத்தையும் உருவாக்கினார்கள். நம்மை ரீஃபைண்டு எண்ணெயைப் பயன்படுத்தச் சொன்ன அதே அமெரிக்கா, தனக்கென பல நாடுகளில் இருந்து இறக்குமதி செய்வது தேங்காய் எண்ணெயை. அதற்குக் காரணம் அந்த எண்ணெயில் இருந்து கிடைக்கும் மோனாலாரின். இதன் மற்றொரு பெயர் லாரிக் அமிலம்... அற்புதமான நோய் எதிர்ப்பு சக்தியைக் கொண்ட சத்துமிக்க அமிலம். இது, எல்லா உணவுப் பொருட்களிலும் கிடைப்பதில்லை, தாய்ப்பாலிலும் தேங்காய்ப்பாலிலும் மட்டுமே கிடைக்கும். ஆயுள் முழுக்க நாம் நோய் எதிர்ப்பு சக்தியோடு இருக்க தாய்ப்பால் அவசியத் தேவை; அதே போல தேங்காய் எண்ணெயும் முக்கியமானது.

இது மட்டுமல்ல... இயற்கையாகக் கிடைக்கும் அனைத்து தாவர எண்ணெய்களும் சிறந்தவையே. இவற்றைப் பயன்படுத்தினால், நம் உடலில் கொலஸ்ட்ரால் அதிகமாகாது. உண்மையில், இந்த எண்ணெய்கள் நம் ரத்த நாளக் குறைபாடுகளைப் போக்கும் தன்மை கொண்டவை. இதை, சமீபத்தில் சில ஆய்வுகளும் நிரூபித்துள்ளன.

சமையல் தொடங்கி தங்களின் அத்தனை தேவைகளுக்கும் கேரள மக்கள் உபயோகிப்பது தேங்காய் எண்ணெயை. ஆனால், கொலஸ்ட்ராலாலோ, இதய நோய்களாலோ அதிகம் பாதிக்கப்பட்ட மாநிலங்களின் பட்டியலில் இடம் பெறாத ஒரே மாநிலம் கேரளா.

மருத்துவ ஆய்வுகளுக்குள்ளும், அதன் முடிவுகளுக்குள்ளும் போவதற்குப் பதிலாக, நம்முடைய சாதாரண வாழ்வை உற்றுக் கவனித்தால் அதில் பல உண்மைகள் புலனாகும். ஏ.சி அறைகளில்

முடிவு செய்யப்படும் பரிசோதனைகளில் பெரும்பாலானவை பயன்பாட்டு அடிப்படையில் பரிசீலிக்கப்படாதவை.

கொழுப்பு பற்றி நாம் ஒரு முடிவுக்கு வருவதற்கு இரண்டு விஷயங்களைப் பார்க்கலாம்.

மிகச் சமீபத்தில் பரவலாகிவரும், 'பேலியோ டயட்'. இது முழுக்க முழுக்க கொழுப்பை அடிப்படையாகக் கொண்ட உணவு முறை. லட்சக்கணக்கான நபர்கள் பின்பற்றும் இந்த உணவு முறையில் கொழுப்பை மட்டுமே தினமும் சாப்பிட வேண்டும் என்பது தான் முக்கியமானது. ஏன் இப்படி கொழுப்பைச் சாப்பிடச் சொல்கிறார்கள்?

நம்முடைய செல்கள் தங்களுக்குத் தேவையான குளூக்கோஸை சாதாரணமாக நாம் சாப்பிடும் இனிப்புப் பொருட்களில் இருந்து பெறுகின்றன. அதாவது, மாவுப் பொருட்களில் இருக்கும் கார்போஹைட்ரேட்டுகளில் இருந்து குளூக்கோஸை உருவாக்கிக் கொள்கின்றன. நம் செல்களுக்கு இன்னொரு விதத்திலும் குளூக்கோஸை உருவாக்கத் தெரியும். எங்கிருந்து தெரியுமா..? கொழுப்பில் இருந்து. நம் உடலில் உருவாகும் கொழுப்பில் இருந்து நம் செல்கள் குளூக்கோஸை உருவாக்கும் தன்மையைக் கொண்டிருக்கின்றன. கார்போஹைட்ரேட் இல்லாத நிலையில், கொழுப்பில் இருந்து செல்கள் குளூக்கோஸைப் பிரிக்கத் தொடங்கும்.

எனவே தான், பேலியோ டயட்டை பின்பற்றும் நபர்கள் முழுமையாக மாவு, இனிப்புப் பொருட்களைத் தவிர்த்துவிட்டு, முற்றிலும் கொழுப்பை மட்டுமே உண்கிறார்கள். அவர்களுக்கு எவ்விதமான கொழுப்பால் உருவாகும் நோய்களும் வந்துவிடவில்லை. மாறாக, ஸ்லிம்மான, வலுவான உடற்கட்டு உருவாகிறது. உடல் பருமனால் பாதிக்கப்பட்டுள்ளவர்கள் இப்படிக் கொழுப்பைச் சாப்பிட்டு, சாப்பிட்டே தங்கள் உடலைக் குறைத்துக் கொள்கிறார்கள். நம்மிடம் இருந்த கொழுப்பு பயம் உண்மையாக இருந்தால், இது எப்படி சாத்தியமாகும்?

கொழுப்பு நல்லது என்பதால் பேலியோ ஆட்கள் போல, எல்லோரும் கூடுதலாக கொழுப்பு உணவைச் சாப்பிடலாமா?

எப்போதுமே எல்லா உணவிலும் அளவு மிக முக்கியமானது. கொழுப்பைக் கண்டு அச்சப்படவும் அவசியமில்லை. அதே நேரம், அளவை மீறி அதிகப்படுத்தவும் தேவையில்லை.

ஆட்டுக்கறிக்கடையில் உரித்து தொங்கவிடப்பட்டுள்ள ஆட்டை கவனித்திருக்கிறீர்களா? தசை இருக்கும் அளவுக்கு கொழுப்பு படிந்திருக்கும்.

நம்முடைய உடலில் கொழுப்பு உருவாகாமல் இருப்பதற்கு நம்முடைய மருத்துவர்கள் என்னென்ன ஆலோசனைகள் சொன்னார்கள் நினைவில் இருக்கிறதா? அசைவம் சாப்பிடக் கூடாது, எண்ணெயைக் குறைவாகப் பயன்படுத்த வேண்டும், கொழுப்பு உள்ள உணவுகளை உட்கொள்ளக் கூடாது. இவைதானே?

மறுபடியும் ஆட்டைக் கவனியுங்கள். எண்ணெயை வாழ்நாளில் பார்த்திராத ஆடு, அசைவம் சாப்பிட்டிருக்காத சைவப் பிராணியான ஆடு, கொழுப்புள்ள உணவை அறிந்திராத ஆடு இவ்வளவு கொழுப்பை எங்கிருந்து பெற்றது?

இதுதான் நம் உடலின் ரகசியம். நம் உடலுக்கு என்ன விதமான பொருள் தேவையோ அதனை உடலே தயாரித்துக் கொள்கிறது. உணவுகளின் துணையோடு உடல் தேவையானதை தயாரித்தாலும், உணவை மட்டுமே நம்பித் தயாரிக்கவில்லை. நம் உணவில் என்ன இருக்கிறதோ, அதை மட்டுமே நம் உடலால் தயாரித்துக் கொள்ள முடியும் என்று தவறாக நினைத்துக்கொள்கிறோம். மக்சீனியத்தில் இருந்து கால்சியத்தை மாடுகள் உருவாக்கிக் கொள்கின்றன. நமக்கு பாலைத் தருகின்றன. நாம் கால்சியம் தேவை என்று கால்சியம் உள்ள பொருட்களையே தேடிக் கொண்டிருக்கிறோம்.

உடலுக்கு என்ன வேண்டும் என்பதை உடல் பார்த்துக்கொள்ளும். கிடைக்கிற உணவை, விருப்பத்தோடு, அளவோடு உண்பது மட்டுமே நம்முடைய வேலை. மனிதர்களைப் பார்க்காத, விலங்குவழி ஆய்வுகளின் வழியே வெளிவரும் ஆய்வு முடிவுகளை எப்போதும் நாம் பின்பற்றத் தேவையில்லை. அது, மிகப் பெரும் வியாபார வலையில் நம்மை சிக்க வைக்கக் கூடும்.

'தெரிந்ததைத் திரும்பச் சொல்வதல்ல அறிவு; தவறான நம்பிக்கைகளைத் தவிர்ப்பதே அறிவு! - கார்ல் பாப்பர்.

-விகடன்.காம்

நோய்கள் முளைக்கும் சமையலறை

உணவு – நாம் தவிர்க்க முடியாத வாழ்க்கையின் அங்கம். ஆனால், இன்றைய நம் உணவின் நிலை என்ன?

இன்றைய நவீன உலகில் நாம் பயன்படுத்தும் பலவகையான உணவுகளும் ரசாயனத் தன்மையுடையதாக உள்ளன. ஆரோக்கியத்தின் அடிப்படையாக இருக்கும் உணவுகள் செயற்கையான கலப்படம் மூலமாக நச்சுத்தன்மை அடைகின்றன. இயற்கையான காய்கறி, பழங்கள் போன்ற உணவுகள் அதிக விளைச்சலுக்காக நாம் பயன்படுத்தும் பூச்சிக் கொல்லிகள், ரசாயன உரங்களால் வளரும் போதே ரசாயனத் தன்மையுடன் வளர்கின்றன.

கொள்ளை லாபம் விரும்பும் பன்னாட்டு நிறுவனங்கள் நாம் தினசரி பயன்படுத்தும் பேஸ்ட் முதல் குழந்தைகள் உணவு வரை ரசாயனத்தைக் கலந்து விற்பனை செய்கின்றன. உண்ணும் உணவுகளில் நாமே கலந்து கொண்ட ரசாயனங்களின் தீங்குகள் போதாதென்று, காற்றை மாசுபடுத்தும் – நீரை மாசுபடுத்தும், நிலத்தை மாசுபடுத்தும் வகை வகையான வேலைகளையும் நாம் செய்து வருகிறோம்.

உலகையே அச்சுறுத்துபவைகளாக புதிதாக பல நோய்கள் நம் சமையலறைகளிலிருந்து முளைத்து வந்துள்ளன. சின்ன அளவில் இருந்த சாதாரண நோய்களையும் நாம் ரசாயனங்கள் போட்டு, ஆட்கொல்லி நோய்களாக வளர்த்துக் கொண்டிருக்கிறோம். மருந்தே உணவு என்று சொன்ன நம் முன்னோர்களுக்கு பதிலாக, இன்று நஞ்சே உணவு என்று நாம் சொல்லுமளவிற்கு ரசாயனக் கலப்பு உச்சத்தை அடைந்திருக்கிறது.

ரசாயன நூடுல்ஸ் முதல் பிளாஸ்டிக் அரிசி வரை உணவுக் கலப்படங்கள் இப்போது நுட்பமானவைகளாக மாறியுள்ளன.

நம் உணவுகளில் கலக்கப்படும் ரசாயனங்களுக்கு கட்டுப்பாடு ஏதாவது உண்டா? அப்படி அனுமதி பெற்று கலக்கப்படும் ரசாயனங்கள் பரிசோதிக்கப்பட்டவைதானா? ப்ரிசெர்வேடிவ் என்னும் பராமரிப்பு ரசாயனங்கள், நியூட்ரிலைசர் என்னும் சமன் படுத்திகள், செயற்கை மணம் ஊட்டும் ரசாயனங்கள், செயற்கைச் சுவை கூட்டும் ரசாயனங்கள், நிறம் மாற்றிகள்... இப்படி எண்ணற்ற ரசாயனங்கள் நம் உணவுத் தயாரிப்பில் பயன்படுகின்றன. ஐரோப்பிய நாடுகளில் அங்கீகரிக்கப்பட்ட ரசாயனங்கள் நம் நாட்டில் பயன்படுத்தப்படுகின்றன.

நேரடியான ரசாயனங்களை மருந்துகளாகக் கையாள்வதற்கு பல கட்டுப்பாடுகள் உள்ளன. ஒன்று அல்லது பல ரசாயனங்களைக் கொண்டு தயாரிக்கப்படும் மருந்துகள் பல அடுக்கு சோதனைகளைக் கடந்து வருகின்றன. காரணம் நாம் அதனை உட்கொள்கிறோம் என்பது தான். உடலுக்குள் செல்லும் ஒவ்வொரு பொருளையும் தீவிரமாக ஆய்வு செய்து அதன் தன்மை கண்டுபிடிக்கப்பட்ட பின்புதான் அவை சந்தைக்கு வர வேண்டும்.

ஒரு மருந்து சந்தைக்கு வருவதற்கு முன்னால் எவ்வாறு பரிசோதிக்கப்படுகிறது?

மருந்துத் தன்மையுள்ள பொருளை முதலில் கண்டுபிடித்து, அதன் வேதியியல் கலவையைப் பிரித்தெடுப்பார்கள். மருத்துவ குணமுள்ள வேதிப்பொருளை மட்டும் அடையாளம் கண்டு, அதன் தன்மை குறித்த ஆய்வுகள் துவங்குகின்றன.

இப்படி பிரித்தெடுக்கப்பட்ட வேதிப்பொருளை நச்சுத் தன்மை கண்டறியும் சோதனைக்கு உட்படுத்துகிறார்கள். இதில் மூன்று கட்டங்கள். முதலில் ஆய்வுக்கூடத்தில் எலிகளுக்கு வாய் வழியாக வேதிப் பொருள் கொடுக்கப்பட்டு நான்கு மணி நேர பரிசோதனை செய்யப்படுகிறது. இது உடனடிப் பரிசோதனை. அப்புறம், 28 நாட்கள் வேதிப்பொருள் எலிகளுக்கு கொடுக்கப்பட்டு செய்யப்படும் குறுகிய காலப் பரிசோதனை. மூன்றாவது கட்டமாக, மூன்று மாதம் முதல் ஓர் ஆண்டு வரை எலிகளுக்கு மருந்து கொடுக்கப் பட்டு பரிசோதனை செய்யப்படுகிறது. எலிகள் பல குழுக்களாகப் பிரிக்கப்பட்டு வெவ்வேறு அளவுகளில்

வேதிப்பொருள் கொடுக்கப்படுகிறது. பாதிக்கப்பட்ட எலிகளின் உள்ளுறுப்புகள் ஆய்வு செய்யப்படுகின்றன.

இந்த விலங்கு வழி ஆய்வுகள் வழியாக வேதிப்பொருளின் அளவை நிர்ணயிக்கிறார்கள். எந்த அளவு வேதிப்பொருள் விலங்குகளால் பாதிப்பின்றி செரிக்க முடியும் என்பது கண்டறியப்பட்டு, இறுதியில் மனித வழி ஆய்வுகள் துவங்குகின்றன. மேற்கண்ட வழிகளில் விலங்கு வழி ஆய்வுகள் மேற்கொள்வதற்காக ஒரு வேதிப்பொருளிற்கு சுமார் 920 கோடி ரூபாய் செலவிடப்படுகிறது.

முதல் கட்ட மனித வழி ஆய்வில் குறைந்த அளவு வேதிப்பொருளை 20 முதல் நூறு வரை தேர்வு செய்யப்பட்ட ஆரோக்கியமான மனிதர்களிடம் கொடுத்து பரிசோதிக்கப்படுகிறது. ஒன்பது மாதங்கள் வரை இந்த ஆய்வு தொடர்கிறது. இரண்டாம் கட்டத்தில் குறிப்பிட்ட நோயாளிகளைத் தேர்வு செய்து 100 முதல் 500 நோயாளிகளுக்கு வேதிப்பொருள் கொடுக்கப்படுகிறது. மூன்று ஆண்டுகள் வரை மருந்தின் அளவை நிர்ணயிக்கும் இரண்டாம் கட்ட ஆய்வுகள் தொடரும். அப்புறம், நான்கு ஆண்டுகளில் 500 முதல் 5000 வரை நோயாளிகள் பயன்படுத்தப்பட்டு வேதிப்பொருளின் செயல் தன்மை கண்டறியப்படுகிறது. எந்த நிறுவனம் இந்த ஆய்வுகளை மேற்கொண்டதோ அந்நிறுவனத்தின் பெயரில் மருந்துக்கான உரிமை கிடைக்கிறது.

இப்படி சந்தைக்கு வரும் மருந்துகள் மருத்துவர்கள் வழியாக நோயாளிகளுக்குக் கொடுக்கப்படுவது நான்காவது கட்ட ஆய்வு.

ஒரு மூலப்பொருளில் இருந்து மருந்தாக மாறி, சந்தைக்கு வருவதற்கு எட்டு ஆண்டுகளில் இருந்து பதினாறு ஆண்டுகள் வரை ஆகும். பல ஆயிரம் கோடிகள் செலவில் ஒரு மருந்து உருவாகிறது. விலங்கு நன்னடத்தைக் குழு, மருந்துக் கட்டுப்பாட்டுத் துறை, சந்தைப் படுத்தும் நாடுகளின் துறைகள், ஆணையங்கள் போன்ற அமைப்புகளில் ஒவ்வொரு ஆய்வுக்கட்டத்திலும் அனுமதி பெற வேண்டும்.

இவ்வளவு பெரிய பொருட்செலவையும், பல்வேறு கட்ட ஆய்வுகளையும், நூற்றுக்கணக்கான விலங்குகள், மனிதர்களின் உயிர்ப் பலியையும் கடந்து சந்தைக்கு வருகிற மருந்து அதன் பின்னும் பக்க விளைவுகளை ஏற்படுத்துகிறது என்பதை நாம் மறுக்க முடியாது. பக்க விளைவுகள் மனித உயிர்களைப் பாதிக்கும் போது மருந்துகளை தடை செய்வதும் நடக்கிறது.

இந்த வகைப் பரிசோதனைகள் ஏதாவது உணவிற்கு உண்டா? அது உணவு என்ற தலைப்பில் வருவதாலேயே அதில் கலக்கப்படும் வேதிப்பொருட்களைப் பற்றி கேள்விகள் எழுவதில்லை. ஒரு வேதிப்பொருளை மருந்து என்ற பெயரில் விற்க வேண்டுமானால் 8 முதல் 16 ஆண்டுகள் ஆய்வு செய்ய வேண்டும். ஆனால், உணவு என்றால் ஒரு வாரத்தில் சந்தைப் படுத்தி விட முடியும்... இது போன்ற ஆய்வுகள் செய்யாமலேயே.

உணவுகளில் என்ன இருக்கிறது என்பது போன்ற ஆய்வுகளைக் கடந்து, அதன் தன்மை குறித்த பரிசோதனைகள் நடத்தப்பட வேண்டும். டப்பாவில் அடைத்து விற்கப்படும் எல்லா உணவுகளும் கடுமையான கட்டுப்பாடுகளுக்குப் பின்பு தான் கடைகளுக்கு வர வேண்டும். வேதிப்பொருட்களால் தயாரான மருந்துகளை எவ்விதம் பயன்பாட்டுப் பரிசோதனைகளை உட்படுத்துகிறோமோ அதே அளவிற்கு வேதிப்பொருட்களைப் பயன்படுத்தும் உணவுகளும் பரிசோதிக்கப்பட வேண்டும்.

இப்படியான நடைமுறைகளை ஏற்படுத்தினால், "உணவே மருந்து" என்று சொன்ன நம் முன்னோர்களின் வாக்கைக் காப்பாற்ற முடியாவிட்டாலும் "மருந்தற்ற உணவு" என்ற எளிய இலக்கைச் சென்றடைய முடியும்.

நம் அடுக்களைகளைச் சரி செய்வதன் மூலமாக ஆஸ்பத்திரிக்குச் செல்வதை தவிர்க்க முடியும். ஆரோக்கியம் என்பது நம் உணவுகளில் இருந்துதானே துவங்குகிறது?

-தினமலர்

நோய்களின் உளவியல்

"விஞ்ஞானம் என்பது விஞ்ஞானி எதைச் செய்கிறாரோ அதையே உண்மை என்கிறது"

– கலீல் ஜிப்ரான்

உளவியல் என்பது மனிதர்களுக்குத்தானே இருக்கும்? நோய்களுக்குமா உளவியல் இருக்கிறது.? என்ற உங்கள் கேள்விக்கு இக்கட்டுரையின் மூலம் விடைதேட முயல்வோம். நாம் உளவியல் பற்றி பேசுவதற்கு முன்னால் ஒரு அமெரிக்கச் சம்பவத்தைப் பார்த்து விடலாம்.

அமெரிக்காவில் நாஷ்வில் என்ற ஊரில் இருந்த சாம் லாண்டி என்ற நபருக்கு உணவுக்குழாயில் புற்றுநோய் இருப்பதாக அவருடைய மருத்துவரால் கண்டறியப்பட்டது. புற்றுநோய் கடைசிக் கட்டத்தை எட்டி விட்டதாக மருத்துவப் பரிசோதனைகள் கூறின. சிகிச்சையளிக்க முடியாத நிலைக்கு புற்றுநோய் போய்விட்டதாகக் கூறிய அவருடைய டாக்டர். மெடர் இன்னும் இரண்டு, மூன்று வாரங்களில் லாண்டி இறந்துபோய் விடுவார் என்றும் கூறினார். அதே போல இரண்டு வாரங்களில் சாம் லாண்டி மரணமடைந்தார்.

புற்றுநோய் முற்றிப்போய் சிகிச்சை பலனளிக்காத நிலையில் ஒரு நோயாளி மரணமடைவதில் என்ன புதுமை இருக்கிறது? இப்படி நோயாளிகள் இறப்பது வழக்கமான விஷயம்தானே என்று நமக்குத் தோன்றலாம். ஆனால் இங்குதான் விஷயமே இருக்கிறது. அப்படி மரணமடைந்த சாம் லாண்டியின் உடல் மருத்துவப் பரிசோதனைக்கு மறுபடியும் அனுப்பப்பட்டது. அவருடைய உணவுக்குழாயில் புற்றுநோய் இருந்த தடயங்களோ, புற்றுநோய்க்

கூறுகளோ சிறிதளவும் இல்லை என்பது மரணத்திற்குப் பின்னால் வந்த மருத்துவப் பரிசோதனையின் முடிவு. அப்படியானால் லாண்டி எப்படி மரணமடைந்தார்?

அமெரிக்காவின் மரபணு ஆய்வாளர். டாக்டர். புரூஸ் லிப்டன் கூறுவதை கேளுங்கள். "புற்று நோயே இல்லாத ஒரு நோயாளியை, அவருக்கு புற்று நோய் இருப்பதாகவும், சில தினங்களில் இறந்து போவார் என்றும் நம்ப வைத்தால் அந்த நோயாளி மரணமடைவது சாத்தியமே. ஏனென்றால் பயம் என்னும் உணர்ச்சி நல்ல ஆரோக்கியமாக உள்ள ஒருவரை மரணத்தை நோக்கித் தள்ளும் மிகப்பெரிய ஆயுதம்."

அப்புறம் என்ன? ஆரோக்கியமாக உள்ள நபரைச் சாகடிக்க விஷமா தேவைப்படுகிறது? ஒரு சிறிய பயமுறுத்தல் போதாதா? மனதில் பயத்தை விதைக்கும் ஒரு பொய் மறுபடி மறுபடி சொல்லப்பட்டால் அந்த பயமே உடல் முழுவதும் வியாபித்து, உயிரணுக்களைக் கொல்லுகிறது என்பது இன்றைய மரபணு அறிவியலின் தொடர்ச்சியாக டாக்டர். புரூஸ் லிப்டனின் கண்டுபிடிப்புகளில் ஒன்று.

வெறுமனே ஒன்றிரண்டு மரணங்களையும், அதன் பரிசோதனை முடிவுகளையும் மட்டும் கொண்டு இந்த முடிவு எட்டப்படவில்லை. பல்வேறு வகையான பயன்பாட்டுச் சோதனைகளின் அடிப்படையில்தான் மரபணு அறிவியல் பயம் பற்றிய தன் கருத்தை முன்வைக்கிறது.

சீனா மற்றும் ஜப்பான் நாடுகளில் வருடத்தின் நான்காவது மாதம் மிகவும் மோசமானது, அது தீய சக்தியுடையது என்று காலங்காலமாக நம்பப்பட்டு வருகிறது. இந்த நம்பிக்கை ஏற்படுத்தும் பயத்தை அடிப்படையாகக் கொண்டு அமெரிக்காவில் ஆய்வுகள் மேற்கொள்ளப்பட்டன. அமெரிக்காவில் வாழும் சீனர்கள் மற்றும் ஜப்பானியர்களின் மரணம் வருடத்தின் நான்காம் மாதமான ஏப்ரல் மாதத்தில் அதிகம் நிகழ்வது கண்டறியப்பட்டது. இது ஒரு வருடத்தில் இருக்கும் பிற மாதங்களில் நிகழும் மரணங்களை விட மிக அதிகமாக இருப்பது உறுதி செய்யப்பட்டுள்ளது. தங்கள் சொந்த நாடுகளில், சொந்த சூழ்நிலையில் ஏற்படுத்தப்பட்ட ஒரு நம்பிக்கை வேறு நாட்டில், வேறு சூழலில் வாழும் போதும் எவ்வளவு ஆழமான விளைவைத் தருகிறது என்பதை இந்த ஆய்வுகள் நிரூபித்தன.

மனிதனை வெறும் உடலாக, ஒரு பொருளாகப் பார்க்க முடியாது. அவன் உடலும், அதனோடு பின்னிப்பிணைந்த மனமும் கொண்டவன். மனிதனுக்கு ஏற்படும் நோய்கள் மற்றும் குணமாதல் என்பது வெறும் உடலோடு தொடர்புடைய மாற்றம் மட்டுமல்ல. மாறாக அது மனதோடு இணைந்த மாபெரும் விளைவாகும். நோய் என்பதை உடல் சார்ந்த காரணங்களைக் கொண்டு விளக்கிவிட முடியும். ஆனால் அது முழுமையான காரணமாகவோ அல்லது உண்மையான காரணமாகவோ இருக்காது.

இன்றைய ஆங்கில மருத்துவத்தின் ஒரு பிரிவாக உளவியல்துறை இயங்கி வருகிறது. என்றாலும் பல்வேறு ஆய்வு முடிவுகளில் அது ஆங்கில மருத்துவத்தில் இருந்து வேறுபடுகிறது. ஆங்கில மருத்துவம் என்றாலே விதம் விதமான நோயறிதல் கருவிகளும், இயந்திரங்களும், ரசாயனங்களும் இணைந்த ஒரு பிம்பம் நம் மனதில் ஏற்படுவதை தவிர்க்க முடியாது. உண்மையில் இப்படியான வேதியியல் மாற்றங்களையும், உடற்கூறு மாற்றங்களையும் அடிப்படையாகக் கொண்டுதான் இன்றைய நோயறிதல் முறைகள் செயல்படுகின்றன.

உளவியல் மருத்துவம் இன்றைக்கு உலகமெங்கும் வேரூன்றியுள்ள நோய்களுக்கான அடிப்படைக் காரணம் என்று எதைக் குறிப்பிடுகிறது தெரியுமா நண்பர்களே? Psycho Psomatic Disorder. அதாவது மனதில் ஏற்படும் ஆழமான விளைவுதான் உடலில் நோய்களாகப் பிரதிபலிக்கின்றன என்று கூறுகிறது.

நம்முடைய உடல் மூன்று விதமான அடுக்குகளில் இயங்குகிறது. ஒன்று – வெளிப்படையான உடலியல் மாறுபாடுகள் (Physical Changes). இரண்டு – வேதியியல் மாறுபாடுகள் (Chemical Changes). மூன்று – மனநிலை அல்லது சக்தி மாறுபாடுகள் (Psychological or Energy Changes). உடலியல் மாறுபாடுகள் தான் நம்மை தொந்தரவு செய்யும் நோய்கள் என்று விளக்க வேண்டிய அவசியமில்லை. உடலில் ஏற்படும் விதம் விதமான தொந்தரவுகளைத் தான் நாம் நோய் என்று அழைக்கிறோம். இந்த உடலியல் ரீதியான விளைவுகளுக்கான அடிப்படை உடலில் ஏற்படும் வேதியியல் மாற்றங்கள் தான்.

இதைப் புரிந்து கொள்வதற்கு நம் பள்ளிகளில் அறிவியல் பாடத்தில் காட்டப்பட்டுள்ள ஒரு உதாரணத்தையே நாம் நினைவு கூறலாம். ஒரு நாய் நம்மை துரத்துகிறது. இப்போது நாம் தப்பித்து

ஓடுவதற்கோ அல்லது அதனை எதிர் கொள்வதற்கோ உடல் ரீதியான ஒரு பலம் நமக்குத் தேவைப்படுகிறது. அந்த பலத்தை உடல் நமக்கு வழங்குகிறது. இதுதான் உடலியல் மாற்றம். இந்த உடலியல் மாற்றம் எப்படி ஏற்பட்டது என்று ஆய்வு செய்தோமானால் அது வேதியியல் மாற்றங்களால் ஏற்பட்டது என்பதை கண்டுபிடிக்க முடியும். உடலிற்கு தேவைப்பட்ட பலத்தை வழங்குவதற்காக இந்த உடல் தனக்குள் வேதியியல் மாற்றங்களை ஏற்படுத்திக் கொள்கிறது. நாய் துரத்தும் போது ஏற்படும் ரத்த அழுத்தம், ஓடுவதற்கான சக்தி இவைகள் உடலியல் விளைவுகள். இதற்கு அடிப்படையாக அமைவது அட்ரினல் என்ற வேதியியல் பொருளின் சுரப்புதான். இந்த ஹார்மோன் சுரப்பு ஏற்பட்ட பிறகுதான் ரத்தத்தின் அழுத்தமும், வேகமும் அதிகரித்து உடலுக்கு சக்தி கிடைக்கிறது. (நல்ல வேளை அப்படி ஓடும் போது யாராவது ஒரு மருத்துவர் ரத்த அழுத்த மானியை நம் கைகளில் கட்டியிருந்தால் நம்மை பி.பி. பேஷண்ட் ஆக்கியிருப்பார்). இப்படி உடல் தனக்குத் தேவையான போதெல்லாம் சுய வேதியியல் மாற்றங்களால் நிலைமையைச் சமாளிக்கிறது.

இப்படி உடலியல் மாற்றங்களுக்கான காரணமாக வேதியியல் மாற்றங்கள் விளங்குகின்றன. இந்த வேதியியல் மாற்றங்கள் எப்படி ஏற்படுகின்றன? அதுதான் மூன்றாவது அடுக்காக இயங்கும் மனநிலை மாற்றம். அந்தக் குறிப்பிட்ட சூழலில் நாம் உணரும் பயமும், எச்சரிக்கை உணர்வும் மனநிலை மாற்றங்களை ஏற்படுத்துகின்றன. இந்த மனநிலை மாற்றமே வேதியியல் மாற்றங்களின் அடிப்படைக் காரணமாக இருக்கிறது. பின்பு அது உடலியல் மாற்றமாக வெளிப்படுகிறது. இதுதான் மனித உடலியக்கத்தின் மூன்றடுக்கு இயக்கம்.

இதை நாம் கவனத்தில் கொள்ளாமல் உடல் ரீதியான மாற்றங்களுக்கான முழுமுதல் காரணமாக வேதியியல் மாற்றங்களை மட்டுமே நாம் நம்புகிறோம். துரதிஷ்டவசமாக நம் வேதியியல் விஞ்ஞானிகளும் நம்புகிறார்கள். எனவே இந்த உடலியல் மாற்றங்களைக் களைய, அதன் அடிப்படையான வேதியியல் மாற்றங்களைச் சமன்படுத்த மூட்டை மூட்டையாக மருந்துகள் தயாரிக்கப்படுகின்றன. சந்தைப் படுத்தப்படுகின்றன.

இந்த மூன்றடுக்கு இயக்கத்தில் மனநிலை மாற்றங்களை துவக்க கால விஞ்ஞானம் கணக்கில் கொள்ளவில்லை. ஏனெனில் உடல் மாற்றங்களையும், வேதியியல் மாற்றங்களையும் அளவிடமுடியும்.

QUANTIFICATION செய்ய முடியும். அவற்றை அறிவியல் ரீதியாக நிரூபிக்க அளவுகள் உள்ளன. அதற்கான கருவிகள் இப்போது வந்துவிட்டன. ஆனால் மனநிலை மாற்றங்களை யூனிட்களில் அளவிட முடியாது. ஒருவருக்கு பயம் ஏற்பட்டால் அதன் மனரீதியான பாதிப்பு எத்தனை யூனிட்டுகள் என்று சொல்ல முடியுமா? இதே போல மகிழ்ச்சிக்கு, கோபத்திற்கு என்று யூனிட் அளவுகளை நிர்ணயிக்க முடியாது. இவ்வாறு அளவிட முடியாத, அறிவியல் கருவிகளால் *QUANTIFICATION* செய்ய முடியாத மனநிலை மாற்றங்கள் மருத்துவத்தில் இருந்து அகற்றப்பட்டன.

உலகின் எல்லா மருத்துவங்களுமே உடல், மனம் சார்ந்ததாகத்தான் ஒரு காலத்தில் இயங்கின. உடலும், மனதும் பிரிக்க முடியாதவை என்ற ஒருங்கிணைந்த *(Holistic)* கோட்பாடுகளைத்தான் மரபுவழி மருத்துவங்கள் முன்வைக்கின்றன. ஆங்கில மருத்துவமும், உடலை தனித்துவப்படுத்தும் விஞ்ஞானமும் தான் பிற்கால மருத்துவத்தை இரு கூறுகளாகப் பிரித்துப் போட்டன.

1742 இல் கணித மேதை ரேனே தெகர்த்தே உடல் பற்றிய ஒரு கருத்தை முன்வைத்தார். அவர் முதன் முதலாக கணித சூத்திரங்களின் வழியாக மனித உடலை, மனத்திலிருந்து பிரித்து விளக்கினார். உடலில் தோன்றும் அனைத்து மாற்றங்களுக்கும் உடலே காரணம் என்ற மருத்துவ உலகின் பிற்கால நிலைப்பாட்டிற்கு மேற்கண்ட முன்வைப்பு ஒரு அடிப்படையாக இருந்தது. தன்னுடைய விருப்பத்தை முடிவுகளாக்கி, அதற்கான தரவுகளைத் தேடும் குறுக்கல்வாத *(Reductionism)* பார்வை மருத்துவ விஞ்ஞானிகளிடையே முளை விட்டதால் முழு முற்றாக மனித மனம் உடலிலிருந்து பிரித்து வைக்கப்பட்டது. இன்றும் உடலியல் விளைவுகளுக்கான காரணத்தை உடல் ரீதியாகவும், வேதியியல் மாற்றங்களில் மட்டுமே தேடும் மருத்துவ விஞ்ஞானம் தன் பயணத்தை வேகமாகத் தொடர்கிறது.

மருத்துவப் பேராசிரியர் டாக்டர். ஹெக்டே கூறுகிறார் "இப்படியான போக்கு கடந்த ஐம்பது ஆண்டுகளில் மருத்துவத்துறையை நோயாளிகளின் படுக்கையிலிருந்து பிரித்தெடுத்து, உயர் தொழில்நுட்ப தளத்திற்கு கடத்திச் சென்றுள்ளது."

அடிப்படையில் உளவியல் என்ற சொல்லே அதன் நோக்கத்தை தெளிவு படுத்துவதாக அமைந்திருக்கிறது. ஆங்கிலத்தில்

சைக்காலஜி என்று அழைக்கப்படும் உளவியல் *Psychee* என்ற கிரேக்கச் சொல்லில் இருந்து வந்தது. *Psychee* என்பது கிரேக்கக் கதைகளில் சொல்லப்படும் ஒரு பெண் கதாபாத்திரத்தின் பெயர். *Psychee* என்ற பெண்ணை அப்ரோடைட் என்பவனின் மகன் காதலித்தான். அப்ரோடைட்டிற்கு *Psychee* யைப் பிடிக்கவில்லை. இவர்களின் திருமணத்தைத் தடுக்க விரும்பும் அப்ரோடைட் *Psychee* க்கு மூன்று மனத்தடைகளை ஏற்படுத்துகிறான். *Psychee* தன் கடவுளின் துணை கொண்டு அந்த மனத்தடைகளைத் தகர்த்ததாக அந்தக் கதை முடிகிறது. *Psychee* என்ற சொல் மனத்தடைகளைத் தகர்ப்பது என்ற பொருளைத்தான் குறிக்கிறது. அதிலிருந்து உருவான *Psychology* நோய்களை ஏற்படுத்தும் மனத்தடைகளை ஆய்வு செய்வதற்குப் பதிலாக உடலியல் மாற்றங்களுக்கு வேதியியல் மருந்துகளைப் பரிந்துரைக்கும் வேலையில் இறங்கியிருக்கிறது.

இன்றைய உளவியல் எப்போதாவதுதான் மனநிலை மாற்றங்களைப் பற்றி ஆய்வு செய்யும். அதுவும் மேலே நாம் பார்த்த மூன்றடுக்கு அடிப்படையில் அல்ல. மனநிலை மாற்றங்களுக்கும் வேதியியல் மாற்றங்களே அடிப்படைக் காரணம் என்ற தலைகீழ்ப் பார்வையுடன்.

இன்றைய நோய்களுக்கான அடிப்படைக் காரணத்தை மனநிலை மாற்றங்களின் வழியாக அறிவியல் தேடத் துவங்கினால் புதிய திசைவழிகளை அடைய முடியும். நோய்களின் வரலாற்றை அடிப்படையில் இருந்து திருத்தி எழுதவும் முடியும். இன்றைய மருத்துவ விஞ்ஞானம் மனநிலை மாற்றங்களை ஓரளவு உணர்ந்திருக்கிறது. ஆனால் அவைகளை உடலியல் மாற்றங்களோடு இணைத்து சிந்திப்பதில்லை.

மருத்துவ விஞ்ஞானத்தில் இரண்டு மனநிலை விளைவுகள் விவாதிக்கப்படுகின்றன. ஒன்று- பிளாசிபோ எஃபெக்ட். நம்பிக்கையளிக்கும் விஷயங்கள் ஏற்படுத்தும் மாற்றங்களை பிளாசிபோ என்ற வார்த்தையால் குறிக்கின்றனர். இன்னொரு விளைவு – நோசிபோ எஃபெக்ட். பயத்தை ஏற்படுத்தும் விஷயங்கள் ஏற்படுத்தும் மாற்றங்களை இச்சொல் குறிக்கிறது.

நம்பிக்கையை ஏற்படுத்தி ஒரு நோயாளிக்கு ஏற்படும் நல்ல விளைவுகளை பிளாசிபோ அதாவது "ஒன்றுமில்லாதது" என்ற வார்த்தையால் குறிக்கிறார்கள். இந்த வார்த்தைப் பிரயோகமே

விஞ்ஞானிகளின் முன்முடிவை வெளிப்படுத்துவதாக இருக்கிறது. ஒன்றுமே இல்லாத ஒன்று எப்படி மனநிலையில் மாற்றத்தை ஏற்படுத்த முடியும்? (கணிதத்தில் ஜீரோ என்பது மதிப்பில்லாத அதே நேரம் மிக மதிப்புடைய ஒன்று. அது போல ஒன்றுமேயில்லாத ஆனால் மனநிலை மாற்றத்தை ஏற்படுத்தும் விளைவை ப்ளாசிபோ என்று அழைக்கிறார்கள் போல). நாம் நோய்களின் அடிப்படை உளவியலான "பயமுறுத்தல்" என்னும் நோசிபோ விளைவைப் பற்றியே பேசுவதால் ப்ளாசிபோவை இன்னொரு முறை பார்க்கலாம்.

பயத்தை ஏற்படுத்தும் ஒரு சூழலை நாம் உருவாக்கி அதன் மூலம் ஏற்படும் மனநிலை, உடல்நிலை விளைவுகளை நோசிபோ விளைவு என்று அழைக்கிறார்கள். அதாவது அழிக்கும் விளைவு. இந்த நோசிபோ விளைவு இக்காலத்தில் எவ்வளவு நோய்களில் முக்கிய பங்காற்றுகிறது என்பது ஆய்வுக்குரிய விஷயம்.

மேற்கண்ட செய்திகளின் அடிப்படையில் இன்றைய மருத்துவ, வணிக உலகை திரும்பிப் பாருங்கள். உடலில் ஏற்படும் மாற்றங்களுக்கு வேதியியல் மாற்றங்கள் காரணமாகின்றன. உடல், வேதியியல் மாற்றங்களை அளவீட்டு முறையில் கண்டுபிடித்து வேதியியல் மருந்துகள் பரிந்துரைக்கப்படுகின்றன. அப்படியானால், வேதியியல் மாற்றங்களுக்கும் காரணமான மனநிலை மாற்றங்கள் எந்த அளவிற்கு ஆய்வுகளில் முக்கியத்துவப் படுத்தப்பட்டுள்ளன? மனநிலை மாற்றங்களை ஏற்படுத்தி, வேதியியல் மாற்றங்களை ஏற்படச்செய்து உடலில் பெரும் மாற்றங்களை ஏற்படுத்துமா என்பது ஆய்வு செய்யப்படவில்லை. ஏனென்றால் இப்படியான ஆய்வு முடிவுகள் எந்த ஒரு பொருளையும் விற்பதற்குப் பயன்படாது. மாறாக, அவற்றைக் குறைப்பதற்கோ அல்லது கை விடுவதற்கோதான் பயன்படும்.

இன்றைய மருத்துவ ஆய்வுகளை உலகில் அதிகமாக மேற்கொள்வது அரசாங்கங்கள் இல்லை. மருந்துக் கம்பெனிகள் தான். விஞ்ஞானிகளை கூட்டம் கூட்டமாக வைத்து மருந்து உற்பத்தியை பெருக்குவதற்கு ஆய்வு செய்வார்களா அல்லது சொந்தக்காசில் சூனியம் வைத்துக் கொள்வார்களா? இப்படி நோய்களுக்கான உண்மையான காரணங்களைத் தேடும் கடமை எதுவும் கம்பெனிகளுக்கு இருக்கிறதா என்ன? மிகச் சமீபத்தில் வெளிவந்த புள்ளி விபரம் ஒன்று கூறுகிறது "அமெரிக்காவில் உள்ள ஒரே ஒரு மருந்துக் கம்பெனியின் வருட வருமானம்

அமெரிக்க அரசின் வருட வருமானத்தை விடவும் அதிகம்" என்று. எப்படியான ஆய்வுகளைச் செய்தால் இப்படி அரசுகளோடு போட்டி போட முடியும்?

நம்மைச் சுற்றி இயங்கும் பெரும்பாலான விஷயங்கள் நம்மை நோசிபோ விளைவில் தள்ளி, பயமுறுத்தி பணம் பறிப்பவைகளாகவே இருக்கின்றன. வாழ்நாள் முழுவதும் உழைத்துச் சேர்த்த பணம் போனாலும் பரவாயில்லை. மறுபடியும் எழ முடியாத அளவிற்கு உடல்நலம் பாதாளத்தில் தள்ளப்படுகிறது. சோப்பு, சீப்பு விளம்பரம் முதல் மருத்துவ ஆலோசனைகள், முழு ஆரோக்கிய உடல் பரிசோதனைகள், செய்திகள் என அனைத்துமே திட்டமிட்டு செய்யப்படுகின்றன. முந்தைய மருத்துவங்களில் உடல்நலத்திற்கான உளவியல்தான் இருந்தது. இன்றோ நோய்களைப் பெருக்குவதற்கான உளவியல் கூறுகள் நம்மை நோக்கி பயன்படுத்தப்படுகிறது.

நம்முடைய உடல்நலத்தை வெளியே பரப்பப்படும் செய்திகளின் மூலம் சந்தேகிக்க வேண்டியதில்லை. அந்த சந்தேகமே நம்மை நாம் பயந்த நோயை நோக்கித் தள்ளும் வேலையைத் திறம்படச் செய்கிறது. ஒவ்வொரு உடல்நலம் குறித்த விஷயத்தையும் உளவியல் விளைவுகளின் அடிப்படையில் பிரித்துணர முயற்சிப்போம். இந்தச் செய்தி நம்மை பயமுறுத்துகிறதா? அல்லது விழிப்புணர்வை ஏற்படுத்துகிறதா? என்பதை கூர்மையாகக் கவனிக்க வேண்டிய தேவை இன்று தோன்றியிருக்கிறது. அவ்வாறு நாம் பயப்படுவதால் யாருக்கு நன்மை என்ற பொருளாதார அடிப்படையிலான கேள்வியும் உங்களை நோயிலிருந்து காப்பாற்றும்.

எதிர்காலத்தில் அறிவியல், உளவியல், மருத்துவம் என அனைத்தையும் கடந்து பொருளாதாரப் புரிதல் நம்மைக் காக்கும் ஆயுதமாக மாறக்கூடும்.

- நற்றிணை

சீசன் கிருமிகள்: நிரந்தரத் தீர்வு என்ன...?

டெங்கு மரணங்கள், கொசு ஒழிப்பு என்று நாம் பரபரப்பாக பேசிக் கொண்டிருக்கிற நேரத்தில் இந்தக் கட்டுரை அபஸ்வரமாகக் கூட இருக்கலாம். மனிதர்கள் இறந்து கொண்டிருக்கிற அவசரத்தில் நிரந்தரத் தீர்வு பற்றி யோசிக்க முடியாது, இப்போதைய அவசரத் தேவை குறித்துப் பேசுவதுதான் சரியானது என்று நாம் நினைத்துக் கொண்டாலும் கூட, பிரச்சினை குறைந்து போன சூழலில் தீர்வு குறித்து யோசிக்க நமக்கு நேரம் இருப்பதில்லை. எனவே, நம் பீதியையும், பரபரப்பையும் ஒருபுறம் ஒதுக்கி வைத்து விட்டு, கிருமிகளிடம் இருந்து நாம் விடுதலை பெற நிரந்தரத் தீர்வு என்ன என்பதை இப்போது பேசியே ஆக வேண்டும்.

ஒவ்வொரு சீசனிலும் ஒரு கிருமி அதிவேகமாக பீதியைக் கிளப்பி, பாதிப்புகளும் மரணங்களையும் பட்டியலிட்டு விட்டுப் போய்க்கொண்டிருக்கிறது. காய்ச்சல்களை மட்டும் எடுத்துக் கொண்டால் சமீபத்தில் டெங்கு, பன்றிக் காய்ச்சல், சிக்குன் குனியா, என அவ்வப்போது கிருமிகள் நம்மை அச்சுறுத்திக் கொண்டிருக்கின்றன. பிக் பாஸ் சீசன் இரண்டை எதிர்பார்த்து தமிழக மக்கள் காத்து கொண்டிருக்கையில் டெங்கு சீசன் 2 வந்து விட்டது.

நிரந்தரத் தீர்வுக்கு கூட அப்புறம் வரலாம். அவசரத் தீர்வு என்றால் என்ன? இப்போது டெங்கு பாதிப்பில் அவசரமாக என்ன தேவை? அதனைக் கட்டுப்படுத்தக் கூடிய அல்லது குணப்படுத்தக் கூடிய ஒரு மருந்து. ஆங்கில மருத்துவத்தில் இப்படி ஒரு மருந்தை உடனே கண்டுபிடித்து விட முடியுமா? அதற்கான ஆய்வுக் கூட நடைமுறைகளில் அது சாத்தியமில்லை. ஒரு மருந்தை ஒரு மூலிகையில் இருந்தோ, அல்லது வேறொரு பொருளில் இருந்தோ

பிரித்து எடுத்துவிட்டாலும் அதன் ஆய்வுக் கூட பரிசோதனைகள் முடிந்து, பயன்பாட்டுப் பரிசோதனைகள் முடிவதற்கு குறைந்த பட்சம் பத்து ஆண்டுகள் ஆகும். விலங்கு வழி பரிசோதனை, மனித வழிப் பரிசோதனைகள் என அனைத்தையும் அறிவியல் பூர்வமாக முடித்து, மருந்தை சந்தையில் வெளியிட உண்மையில் 16 ஆண்டுகள் ஆகும். இதைத்தான் நாம் உடனடித் தீர்வு என நம்பிக் கொண்டிருக்கிறோம். இதோ, டெங்குவுக்கு மருந்தைக் கண்டுபிடித்து நம் வீட்டிற்கு வந்து தந்து விடுவார்கள் என்று காத்துக் கொண்டிருக்கிறோம்.

சரி, புதிய மருந்தைக் கண்டுபிடிப்பது உடனடியாக சாத்தியமில்லை. ஆனால், வேறு வழிகளில் இந்த நோயை சமாளிக்க முடியாதா...? அதைத்தான் பரபரப்பான எல்லா காலங்களிலும் செய்து கொண்டிருக்கிறோம். காய்ச்சலுக்கு காய்ச்சலை தணிக்கும் மருந்து, வலி இருந்தால் பெயின் கில்லர் மருந்துகள், வீக்கம் இருந்தால் வீக்கத்தை கரைக்கும் மருந்துகள், கூடுதலாக கொஞ்சம் விட்டமின்கள், ஆண்டி பயாட்டிக்குகள். அப்பாடா... இப்போதைக்கு பிரச்சினை தீர்ந்தது என்று மருத்துவர்களும், கிருமிகளைக் கட்டுப் படுத்தி விட்டோம் என்று அரசாங்கமும் மார்தட்டிக் கொள்கிறார்கள். கொஞ்சம் நாள் கழித்து இன்னொரு கிருமி. அப்புறம் அதனை தற்காலிகமாக சமாளிக்கும் முயற்சிகள். இப்படித்தான் நம் மருத்துவ வரலாறு தொடர்கிறது.

உண்மையில், நிதானமாக யோசித்து நெஞ்சில் கைவைத்து சொல்லுங்கள். நோயை மருத்துவர்களும், அரசாங்கமும், பொதுமக்களும் இணைந்து ஓட ஓட விரட்டினோமா...? அரசுகள் அறிக்கை விடுவதைப் போல வெற்றிகரமாக கட்டுப் படுத்தி விட்டோமா? ஒவ்வொரு பிரச்சினையிலிருந்தும் தப்பி ஓடுகிறோம் என்பதைப் புரிந்து கொண்டால்தான் நிரந்தரத் தீர்வின் தேவையை புரிந்து கொள்ள முடியும்.

டெங்குவுக்கு காரணமாக கண்ணுக்குத் தெரியாத ஆர்போ வைரசை நம்மால் கொன்று அழித்து விட முடியுமா? என்பதை சில சம்பவங்களில் இருந்து புரிந்து கொள்ளலாம். கண்களால் பார்க்க முடிகிற கொசுவையே எடுத்துக் கொள்ளலாம்.

கொசுக்களில் 3000 இனங்கள் இருக்கின்றன. அதில் சில இனங்களால் தான் மனிதர்களுக்கு தொந்தரவுகள் ஏற்படுகின்றன

என்று அறிவியலாளர்கள் கூறுகிறார்கள். பொதுவாக இரவில் வரும் கொசுக்கள் க்யூலக்ஸ் இனத்தைச் சார்ந்தவை. காலையில் வருபவை ஏடிஸ். இதே போல நாம் கண்டுபிடித்தது வரை இன்னும் 2998 இனங்கள் இருக்கின்றன.

கொசுவை ஒழிக்க வேண்டும், அவற்றால்தான் பிரச்சினைகள் வருகின்றன என்று உலக நாடுகள் அறிந்து கொண்ட காலம் 1790-கள். இப்போது வரை உலகம் முழுவதும் உள்ள இருநூறுக்கும் மேற்பட்ட நாடுகளில் 127 வருடங்களாக கொசு ஒழிப்புத் திட்டங்களும், கொசுவை ஒழிக்கும் முயற்சிகளும் மேற்கொள்ளப்படுகின்றன. உதாரணமாக, இந்த ஆண்டு கொசுக்களால் ஏற்படும் நோய்களுக்கான சிகிச்சைக்காகவும், தடுப்புக்காகவும், கொசுவை ஒழிக்கவும் நாம் ஒதுக்கிய நிதி சுமார் 6,000 கோடி. டெங்கு பரபரப்பில் தமிழகம் ஒதுக்கிய நிதி கூடுதலாக 17 கோடி. இதே கணக்கை 200 நாடுகள் 127 ஆண்டுகளாக செலவு செய்த நிதிக்கு பொருத்திப் பாருங்கள்.

இவ்வளவு நாடுகளில், எவ்வளவு பெரிய தொகை கொசுவை ஒழிக்கப் பயன்படுத்தப்பட்டிருக்கிறது? சரி செலவு ஒருபக்கம் இருக்கட்டும், கொசு ஒழிந்திருக்கிறதா...?

ஒரு பெண் கொசு அதிகபட்சம் ஒரு மாதம் தான் வாழும். ஆண் கொசுவின் ஆயுள் ஒரு வாரம். இந்த காலத்திற்குள் இனச்சேர்க்கை நடைபெற்று அடுத்த தலைமுறையை உருவாக்கி விடுகிறது. ஒரு கொசு ஒரு நேரத்தில் நூறு முட்டைகள் இடுகின்றன. அறிவியலாளர்கள் கணக்குப் படி, ஆறு தலைமுறையில் ஒரு கொசு 3,100 கோடி கொசுக்களை உற்பத்தி செய்து விடுகிறது. கொசுப் பெருக்கம் ஒருபுறம் இருக்கட்டும். அதனை அழிக்கும் முயற்சிகள் என்ன ஆனது?

வீட்டுச் சுவர்களில் டி.டி.டி. மருந்து தெளிப்பதில் துவங்கி, சாக்கடைகளில் டெல்ட்டாமெத்தரின் அடிப்பது, கிரிசால் புகையை பரப்புவது, கொசுவத்தியின் மூலம் பைரித்திரம் பரப்புவது... எல்லா முயற்சிகளின் விளைவு என்ன தெரியுமா...? நாம் பயன்படுத்தும் விஷங்களை செரித்து, உயிர் வாழும் அளவுக்கு கொசுக்களின் நோய் எதிர்ப்புத் திறன் அதிகரித்து விட்டது.

வெறும் 3000 இனங்கள் உள்ள கொசுக்களை நம்மால் 127 வருட முயற்சியில் ஒழிக்க முடியவில்லை என்பதே நிஜம். அது சாத்தியமில்லாத கனவு. கொசுவை விட்டு விட்டு, கிருமிகளுக்கு

உயிர்க் கொல்லி நோய்கள்: மீண்டும் வருகிறதா ஆபத்து? | 29

வருவோம். கிருமிகளின் இனங்கள் எத்தனை தெரியுமா...? 15 இலட்சம். இதிலும் ஐந்து சதவீத இனங்கள் மட்டுமே நமது தொந்தரவுகளுக்கு காரணம் என்று அறியலாளர்கள் சொல்கிறார்கள். உலகில் உயிர்வாழும் கிருமிகளின் எண்ணிக்கையை கணிக்க வேண்டுமானால் ஒரு தாளில் 50 என்று எழுதி, அதன்பின்பு 30 ஜீரோக்களை சேர்த்துக் கொள்ளுங்கள். அதுதான் உலகில் உயிர் வாழும் கிருமிகளின் தோராய எண்ணிக்கை.

கண்ணுக்குத் தெரியும், 3000 இனங்களைக் கொண்ட கொசுக்களை நம்மால் ஒன்றும் செய்ய முடியவில்லை. கண்ணுக்குத் தெரியாத, சரியாகச் சொன்னால் – மின்னணு நுண்ணோக்கிகளால் கூட கண்டுபிடிக்க முடியாத வைரஸ்களை நம்மால் அழித்து விட முடியுமா? அதுவும் இனிமேல் தான் மருந்துகளைக் கண்டுபிடிக்க வேண்டுமாம்.

அப்படியானால், என்னதான் செய்வது? நமது வழி முறைகளை மறு ஆய்வு செய்ய வேண்டும். இந்த கிருமிப் பிரச்சினைகளுக்கு எளிமையான நிரந்தரத் தீர்வு இருக்கிறது. ஆனால், இதனைப் பிரச்சினை வரும் போது பின்பற்றாமல் எல்லா காலத்திலும் பின்பற்ற வேண்டும். அப்போதுதான் எந்த வகை கிருமிக்கும் பயப்படாமல் நம்மால் வாழ முடியும்.

அது என்ன எளிமையான தீர்வு?

ஒரு வீட்டில் பத்து பேர் இருக்கிறோம். ஏடிஸ் கொசு எல்லாரையும் கடிக்கிறது. ஆனால், இருவருக்கோ, மூவருக்கோதான் காய்ச்சல் வருகிறது. தண்ணீரில் பரவும் என்று நம்பப்படுகிற சில கிருமிகள் நம் வீட்டுத் தண்ணீரில் கலந்து விடுகின்றன. பத்து பேரும் அதே தண்ணீரைப் பருகுகிறோம். ஆனால், பாதிக்கப்படுவது இருவரோ, மூவரோதான். கிருமிகளுக்கும், நோய் வந்தவர்களுக்குமான பகைதான் என்ன? அல்லது நோய் பாதிக்காதவர்களுக்கும், கிருமிகளுக்குமான உறவுதான் என்ன? நமது மருத்துவ விஞ்ஞானிகள் இந்தக் கேள்விக்கு பதில் சொல்லி, பல வருடங்கள் ஆகிவிட்டன. நமக்கே கூட இதற்கான பதில் தெரியும்.

நம்முடைய நோய் எதிர்ப்பு சக்தி வலுவாக இருந்தால் இப்போது இருக்கும் கிருமி மட்டுமல்ல, இனி வரப்போகும் கிருமிகள் கூட நம்மை பாதிக்காது. அவற்றால் நம்மை தாக்க முடியாது. ஏனெனில், நம் எதிர்ப்பு சக்தியின் மிக முக்கியமான வேலைகளில்

ஒன்று – ரெசிஸ்டன்ஸ் எனப்படும் அந்நியப் பொருட்களில் இருந்து நம்மைப் பாதுகாப்பது.

இவ்வளவு அருமையான உள்நாட்டுப் பாதுகாப்பை வைத்துக் கொண்டு, போர் மூண்ட பிறகு வெளிநாட்டுப் படைகளை உதவிக்கு அழைக்க வேண்டிய அவசியமே இல்லை.

அப்படியானால், நம் எதிர்ப்பு சக்தியை வலுவாக வைத்துக் கொள்ள எந்த மருந்துகளைச் சாப்பிட வேண்டும்? எந்த மருந்துகளினாலும் உடலின் இயற்கையான எதிர்ப்பு சக்தியை வழங்கி விட முடியாது. என்ன செய்தால் எதிர்ப்பு சக்தி வலுவாகுமோ, அதுதான் அனைத்து கிருமி பிரச்சினைகளுக்குமான நிரந்தரத் தீர்வு.

நம்முடைய வாழ்க்கை முறை ஒழுங்குதான் வலுவான எதிர்ப்பு சக்தியை வழங்கும். வாழ்க்கை முறை ஒழுங்கு என்பது பசிக்கும் போது சாப்பிடுவது, அளவோடு சாப்பிடுவது, நிதானமாக சாப்பிடுவது. அதே போல, முன்னிரவில் தூங்கச் செல்வது, முழுமையான தூக்கத்தை உடலிற்கு கொடுப்பது. ஆரோக்கிய வாழ்வியலின் அடிப்படையே இந்த இரண்டுதான்.

நம் உடலிற்குத் தேவையான சத்துகளை, எதிர்ப்பு சக்தியை பசித்துச் சாப்பிடுவதன் மூலம் பெற முடியும். முறையான தூக்கத்தை உடலிற்கு கொடுப்பதன் மூலம், கல்லீரலின் பணிகளை செழுமைப் படுத்தலாம். ரசாயனத்தை உடல் வெளியேற்ற உதவி செய்யலாம். உடலின் ஹார்மோன் சுழற்சியை ஒழுங்கு செய்ய உதவலாம்.

பசியையும், தூக்கத்தையும் ஒழுங்கு செய்வதன் மூலம் உடலின் எதிர்ப்பு வலுவானதாக மாறும். எந்த வகை கிருமி உடலுக்குள் புக நேர்ந்தாலும் அதனால் எதிர்ப்பு சக்தி மிகுந்த உடலில் வாழ முடியாது என்பது அறிவியல்.

நோய் வந்த சூழலில் எந்த மருத்துவத்தில் சிகிச்சை எடுத்துக் கொள்ள வேண்டும் என்பது தனிமனிதனின் அடிப்படை உரிமை. ஆனால், வருமுன் காப்பதே எல்லா மனிதர்களின் அவசியக் கடமை.

- மாற்று

தடுப்பூசி:
உண்மையில் பிரச்சினை என்ன?

தடுப்பூசிகள் மிகவும் பாதுகாப்பானவை. நமது அரசுகள் கடும் முயற்சியில் தான் தடுப்பூசிகளை வெளிநாடுகளில் இருந்து தருவித்து, நம் மக்களுக்கு மருத்துவ சேவை ஆற்றுகின்றன. இதனை நாம் முழுமையாகப் பயன்படுத்திக் கொண்டு, அரசுக்கு உதவி செய்ய வேண்டும். அரசு செய்வது எப்படி தவறானதாக இருக்கும்?

- இப்படி தடுப்பூசிக்கு ஆதரவாக சில ஆங்கில மருத்துவர்களும், அறிவு ஜீவிகளும் கருத்துகளை பொதுவெளியில் பகிர்ந்து வருகிறார்கள். அவரவர் கருத்தினை பகிர்ந்து கொள்ளும் உரிமையை இந்திய அரசியல் சாசனம் அனைவருக்குமே வழங்கியிருக்கிறது. தடுப்பூசி பற்றி மட்டுமல்ல... அனைத்தைப் பற்றியும் ஒரு தனி மனிதனுடைய கருத்திற்கு முக்கியத்துவம் உண்டு. ஏனெனில் இந்தியா சர்வாதிகார நாடல்ல. ஜனநாயக நாடு.

தடுப்பூசிக்கு ஆதரவாகப் பேசுவதற்கு எந்த அளவுக்கு உரிமை உள்ளதோ, அதே அளவிற்கு தடுப்பூசிக்கு எதிரான கருத்துகளைப் பகிர்ந்து கொள்வதற்கும் உரிமை உண்டு. ஆனால், ஆதரவானவை மட்டுமே கருத்து என்றும், எதிரானவை எல்லாம் வதந்தி என்றும் சொல்வதை விட்டு, விட்டு பிரச்சினையின் முக்கியத்துவம் கருதி, அதனைப் புரிந்து கொள்வது அவசியம்.

தடுப்பூசி எதற்காக?

தடுப்பூசிகள், தடுப்பு மருந்துகள் அனைத்தும் நோய் வருமுன் மக்களைக் காப்பதற்காக என்று சொல்லப்படுகிறது. ஆனால், இதனைப் பற்றிய சர்ச்சைகள் பல ஆண்டுகளாக

ஆராய்ச்சியாளர்களுக்கு இடையே தொடர்ந்து வருகிறது. தடுப்பூசி ஒரு நபருக்கு செலுத்தப்படும் போது என்ன நிகழ்கிறது?

நோய்க்கு காரணமான கிருமியை தடுப்பூசி மூலம் உடலில் செலுத்துவதே தடுப்பு மருந்தின் அடிப்படையாகும். உதாரணமாக, மஞ்சள் காமாலை தடுப்பூசியில் அதற்குக் காரணமான ஹெபடைடிஸ் கிருமி இருக்கும். அதனை நமக்கு ஊசி மூலம் செலுத்துவார்கள். இப்படி செலுத்தப்படும் கிருமி உடலிற்குள் போகும் போது - நமது எதிர்ப்பு சக்தி செலுத்தப்பட்ட கிருமியைக் கண்டு பிடித்துக் கொல்லும். சரி, கிருமி உடனேயே செத்து விட்டதே – இது எப்படி நோய் வராமல் தடுக்கும்? இந்தப் போராட்டத்தில் ஒரு முறை கிருமியை அடையாளம் கண்டுகொள்ளும் எதிர்ப்பு சக்தி அதே கிருமி எப்போது உடலுக்குள் வந்தாலும் அழிக்கும் ஆற்றலைப் பெற்று விடும்.

இதெல்லாம் சரி தான். மரபு வழி மருத்துவர்களும், அறிவியலாளர்களும் கேட்கும் கேள்விக்கு வருவோம். முதல் முறையாக கிருமிகளையே பார்க்காத உடலில் இக்கிருமிகள் தடுப்பூசி வழியாக செலுத்தப் பட்டபோது எப்படி உடலின் எதிர்ப்பு சக்தி போராடியது? அடையாளம் தெரியாத கிருமிகளாக இருந்தாலும் உடலின் எதிர்ப்பு சக்தி இப்படித்தான் போராடும். அப்புறம் எதற்கு இந்த போராட்டப் பரிசோதனை? இது தவிர, அடிக்கடி இதே மாதிரி போராடுவதற்கு ஒத்திகை நடத்தி, நடத்தி எதிர்ப்பு சக்தியை வீணடித்துக் கொண்டிருந்தால் – உண்மையிலேயே நோய் தாக்கும் போது எதிர்ப்பு சக்தி குறைந்து விட்டால்...?

இது மட்டுமல்ல பிரச்சினை. தடுப்பு மருந்தில் உண்மையிலேயே கிருமிகள் மட்டும் இருந்தால் நம் உடல் அதைப்பற்றி எந்தக் கவலையும் இல்லாமல் அழித்து விடும். ஆனால், இந்த நோய்க் கிருமிகளைப் பாதுகாப்பதற்காக பல வகையான ப்ரிசெர்வேடிவ்கள் பயன்படுத்தப்படுகின்றன. அவைகள் தான் முக்கியப் பிரச்சினையே.

உலகப் புகழ்பெற்ற திம்மர்சால் எனும் பாதரசம் தான் தடுப்பு மருந்துகளின் முதல் ப்ரிசர்வேடிவ். ஆனால், இது நரம்பு மண்டலத்தைப் பாதிக்கும் நியூரோ டாக்சின் என்பது எல்லா விஞ்ஞானிகளுக்குமே தெரியும். சில தடுப்பு மருந்துகளில் திம்மர்சாலுக்கு பதிலாக அலுமியம், பார்மால்டிஹைட், HCG எனும் ஹார்மோன் ஆகியவற்றைப் பயன்படுத்துகிறார்கள்.

இந்த ஹார்மோன் பெண்கள் கருவுற்றிருக்கும் போது சிசுவை பாதுகாப்பதற்காக உடலால் சுரக்கப்படும் ஹார்மோன் ஆகும். இதனை தடுப்பு மருந்தில் பயன்படுத்தும் போது விஷயம் இன்னும் சிக்கலாகிறது. ஹார்மோன் கலந்த தடுப்பூசியைப் பயன்படுத்தும் பெண்களுக்கு கரு தங்கும் வாய்ப்பு குறைந்து போகிறது.

தடுப்பூசிக்கும் – கருவுக்கும் என்ன சம்பந்தம்? HCG ஹார்மோன் கிருமிகளுடன் தடுப்பு மருந்தாக செலுத்தப்படும் போது கிருமிகளை எதிர்க்கும் ஃபார்முலாவை நம் எதிர்ப்பு சக்தி கண்டுபிடிப்பதைப் போலவே, இந்த HCG யையும் எதிர்த்து அழித்து விடும். ஏனெனில், உடலுக்கு வெளியில் இருந்து செலுத்தப்படும் அந்நியப் பொருட்களை நம் உடல் ஃபாரின் பாடியாகவே பார்க்கிறது. இப்படி ஒருமுறை HCG யை அழித்து நம் உடல் பழகி விட்டால் – பெண்ணின் உடலில் இயற்கையாக சிசு வளப்பிற்காக HCG உருவாகும் போதும் இந்த அழிப்பு நடவடிக்கை நடைபெற வாய்ப்புண்டு.

இவைகள் எல்லாம் தடுப்பு மருந்தில் உள்ள சிக்கல்கள். பல தனியார் நிறுவனங்களும், பன்னாட்டு நிறுவனங்களும் தான் தடுப்பு மருந்துகளைத் தயாரிக்கின்றன. எனவே, அவை பின்விளைவு பற்றிய ஆய்வுகளில் இறங்கத் தயாராக இல்லை. அது தவிர, தடுப்பூசிகள் பற்றிய ஆய்வுகளை எப்போதும் மேற்கொள்பவை அரசுகள் அல்ல. தனியார் நிறுவனங்கள் தான். இதன் ஆய்வு முடிவுகள் எப்படி இருக்கும் என்று தனியாகச் சொல்ல வேண்டியதில்லை.

தடுப்பு மருந்தில் இருக்கும் பிரச்சினைகள் ஒருபுறம் இருக்கட்டும். தடுப்பூசி போடப்பட்ட பிறகு ஏற்படும் பாதிப்புகள் குறித்த ஆய்வுகளும், முறையாக நடத்தப்படுவதில்லை. தமிழ்நாட்டிலேயே பல முறை இந்த பாதிப்பில் பல குழந்தைகள் இறந்திருக்கின்றன. 2008 மே மாதம் ஏழு மாவட்டங்களில் பத்துக் குழந்தைகள் இறந்த போதும் சரி, அதற்கும் முன்பு அஸ்ஸாமில் 500 க்கும் மேற்பட்ட குழந்தைகள் பாதிக்கப்பட்ட போதும் சரி, 2002 ஆம் ஆண்டின் உ.பி.யில் நடந்த போலியோ முகாமில் 26 குழந்தைகள் போலியோவால் பாதிக்கப்பட்ட போதும் சரி – ஏன் இப்படி நடந்தது என்பதற்கான எந்த ஆய்வும் மேற்கொள்ளப்படவில்லை. தீர்வும் எட்டப்படவில்லை.

வழக்கம் போல நமது அரசுகள் பால் குடித்ததால் புரையேறி குழந்தை இறந்து விட்டது என்றோ, சொட்டு மருந்து போடப்பட்ட பின்பு ஐஸ்க்ரீம் சாப்பிட்டதால் உயிர் போய் விட்டது என்றோ கூறி விட்டு ஃபைலை மூடி விடுகிறார்கள். காய்ச்சல் இருக்கும் போது தடுப்பூசி போடக்கூடாது. சளிப் பிடித்திருக்கும் போது சொட்டு மருந்து கொடுக்கக் கூடாது என்று விதம் விதமான அறிவுரைகளை இறப்பு சம்பவங்களுக்குப் பின்பு அள்ளி வழங்குகிறார்கள். பேருந்து நிலையங்களிலும், பள்ளிகளிலும் குழந்தைகளைத் தேடித் தேடி மருந்து கொடுத்த போது இந்த அறிவுரைகளை எந்த மருத்துவரும் வழங்குவதில்லை.

அமெரிக்காவில் 32 தடுப்பூசிகள் குழந்தைகளுக்கு பரிந்துரைக்கப்படுகின்றன. தன் குழந்தைக்கு இவற்றை கொடுக்க விரும்பவில்லை என்றால் எந்தக் கட்டாயமும் இல்லை. பெற்றோரிடம் இருந்து ஒரு கடிதம் பெற்றுக்கொண்டு விட்டு விடுவார்கள். அமெரிக்காவில் டாக்டர் வில்லியம் ட்ரெப்பிங் தலைமையில் தடுப்பூசி போட விரும்பாத பெற்றோர்கள் தனி அமைப்பாகவே இயங்குகிறார்கள். ஆனால், இந்தியாவில் தடுப்பு மருந்துகளுக்கு எதிராகப் பேசுவது வதந்தி. போட மாட்டேன் என்று சொல்வது குற்றம். பெற்றோர்கள் காவல் துறையால் மிரட்டப்படுகிறார்கள். போலீசின் உதவியோடு மருத்துவர்கள் நம் வீட்டுக் குழந்தைகளுக்கு ஊசி போடுகிறார்கள்.

அமெரிக்காவில் இருக்கும் தடுப்பூசி வழக்குகளை விசாரிக்கும் நீதிமன்றங்களோ, நஷ்ட ஈடு வழங்கும் அமைப்புகளோ நம் நாட்டில் இல்லை. அதற்கான எந்த சட்டப் பாதுகாப்பும் இல்லை. தடுப்பு மருந்து கொடுக்கப்பட்ட குழந்தைகள் பாதிக்கப்பட்டால் யார் பொறுப்பு?

போலியோ, பெரியம்மை போன்ற நோய்களை தடுப்பூசிகள் அழித்து விட்டிருக்கிறதே என்று அமெரிக்க டாக்டர் வில்லியம் ட்ரெப்பிங்கிடம் கேட்டார்கள். அவரின் பதில் - இது அதிகப்படியான கற்பனை. உண்மை என்னவென்றால் 1953 க்குப் பிறகு போலியோவின் தாக்கம் இயற்கையாகவே குறைந்து விட்டது. ஆனால், 1957 இல் தான் போலியோ தடுப்பு மருந்து பிரச்சாரம் செய்யப்பட்டது. தடுப்பூசிகள் வந்த பிறகு, மூளை, தண்டு வட பாதிப்புகள் மிக அதிக அளவில் பெருகியுள்ளன. போலியோ மருந்தைக் கண்டுபிடித்த ஜோன்ஸ் சால்க் தன்

மருந்தால் 3 இல் 2 பங்கு போலியோ அதிகரிப்பு ஏற்பட்டு விட்டதாக அறிவித்தார்.

தடுப்பு மருந்துகள் பற்றிய அடிப்படை ஃபார்முலாவில் இருந்து, சட்ட பாதுகாப்பற்ற நிலை வரை தடுப்பூசிகளில் ஏராளமான சிக்கல்கள் உள்ளன. ஒரு அரசின் நிலையில் எல்லா ஆய்வுகளும் சாத்தியமில்லை. ஆனால், தடுப்பு மருந்துகளை தன் குழந்தைகளுக்கு செலுத்த விரும்பாத பெற்றோர்களை கட்டாயப் படுத்துவதை மட்டும் கைவிட முடியும்.

இந்திய மருத்துவக் கழகத்தின் தடுப்பு மருந்துப் பிரிவின் தலைவராக இருந்த டாக்டர். ஜேக்கப் புலியேல் உ.பி. போலியோ சொட்டு மருந்து பாதிப்பு பற்றி கட்டுரை எழுதியுள்ளார். 2006 இல் மட்டும் போலியோ சொட்டு மருந்து கொடுத்து இந்தியாவில் 1600 பேருக்கு போலியோ பாதிப்பு ஏற்பட்டுள்ளதாகவும், 27000 பேர் பாதிக்கப்பட சாத்தியம் இருப்பதாகவும் கூறுகிறது அக்கட்டுரை.

ஒவ்வொரு ரசாயன மருந்திற்கும் நிச்சயமான பக்கவிளைவுகள் இருக்கும் என்பது அனைவருக்கும் தெரிந்த ரகசியம். தடுப்பூசிகளின் பக்க விளைவுகள் பற்றி ஏன் யாரும் பேச மறுக்கிறார்கள்? ஒரு தடுப்பூசியின் பக்க விளைவாக சொல்லப்படுவது என்ன தெரியுமா? SIDS. அப்படி என்றால் (SUDDEN INFANT DEATH SYNDROM) குழந்தை திடீரென்று இறந்து விட வாய்ப்பு உண்டு என்று அர்த்தம். எந்த மருந்துக் கம்பெனியாவது இது குறித்து பெற்றோர்களிடம் பேசியிருக்கிறதா?

தடுப்பூசி பாதிப்புகள் என்று பெற்றோர் கூறும் புகார்களை கண்டு கொள்ள வேண்டாம் என்றும், இந்த விளைவுகளுக்கும் தடுப்பூசிகளுக்கும் தொடர்பே இல்லை என்று கூறும் படியும் அமெரிக்க மருத்துவர்கள் சங்கம் அனுப்பிய சுற்றறிக்கையை அமெரிக்க ஊடகங்கள் அம்பலப்படுத்தின.

அமெரிக்காவில் கக்குவான் இருமலில் இறப்பவர்கள் ஆண்டிற்கு பத்துப் பேர்தான். இதற்கான தடுப்பூசிக்குப் பிறகு, ஆண்டிற்கு 950 பேர் கக்குவான் இருமலால் இறக்கிறார்கள்.

2017, ஜனவரி 30 அன்று டெக்கான் கிரானிகிள் நாளிதழில் வெளிவந்துள்ள செய்தியில் விசாகப்பட்டினம் அருகே

நடந்த போலியோ முகாமில் இறந்த குழந்தைகள் பற்றி இடம் பெற்றுள்ளது, இறப்பிற்கு இன்னும் காரணம் கண்டுபிடிக்கப்படவில்லை.

பின்னிணைப்புகள்:

தடுப்பூசி பற்றிய உண்மைகளை தன் கட்டுரை மூலம் வெளிப்படுத்துகிறார் மருத்துவப் பேராசிரியரும், டாக்டருமான ஹெக்டே. இவர் மணிப்பால் மருத்துவப் பல்கலைக்கழகத்தின் முன்னாள் துணைவேந்தர்

http://www.moneylife.in/article/vaccination-the-inside-story/24108.html

மருத்துவம் மற்றும் அறிவியல் விளைவுகளுக்கான குழு, அமெரிக்காவின் பெண்டாவேலண்டின் பின்விளைவுகள் பற்றிய கட்டுரைகள்

http://www.omsj.org/blogs/after-54-infant-deaths-government-finally-admits-three-deaths-associated-with-pentavalent-vaccination

மூளை பாதிப்பும், இறப்பும் தடுப்பூசிகளால் ஏற்படுவது சாதாரணம் என்று கூறும் உலக மருத்துவர்களின் குரல்

http://vaccine-injury.info/

எந்த தடுப்பூசியில் என்ன பின்விளைவுகள் இருக்கின்றன என கூறும் மருந்துக் கம்பெனிகளின் மெடிக்கல் லிட்ரேச்சர். . .

http://www.vaccinesafety.edu/package_inserts.htm

தடுப்பு மருந்துகளும், குழந்தை மரணமும் பற்றி விளக்கும் வீடியோ..

https://www.youtube.com/watch?v=iBth2bdlez0

தடுப்பூசிகள் எவ்வாறு உடலைக் கெடுக்கின்றன என்பதை விளக்கும் மேலை நாட்டு மருத்துவர்களின் வீடியோக்கள்

https://www.youtube.com/watch?v=D8OdKM1Z1EM
https://www.youtube.com/watch?v=SFQQOv-Oi6U
https://www.youtube.com/watch?v=pYUj26bRNoo

- விகடன்.காம்

தடுப்பூசி:
அறிஞர்களும், சமூக விரோதிகளும்

தடுப்பூசிகள் மிகவும் பாதுகாப்பானவை. நமது அரசுகள் கடும் முயற்சியில் தான் தடுப்பூசிகளை வெளிநாடுகளில் இருந்து தருவித்து, நம் மக்களுக்கு மருத்துவ சேவை ஆற்றுகின்றன. இதனை நாம் முழுமையாகப் பயன்படுத்திக் கொண்டு, அரசுக்கு உதவி செய்ய வேண்டும். அரசு செய்வது எப்படி தவறானதாக இருக்கும்?

- இப்படி தடுப்பூசிக்கு ஆதரவாக சில ஆங்கில மருத்துவர்களும், அறிவு ஜீவிகளும் கருத்துகளை பொதுவெளியில் பகிர்ந்து வருகிறார்கள். அவரவர் கருத்தினை பகிர்ந்து கொள்ளும் உரிமையை இந்திய அரசியல் சாசனம் அனைவருக்குமே வழங்கியிருக்கிறது. தடுப்பூசி பற்றி மட்டுமல்ல... அனைத்தைப் பற்றியும் ஒரு தனி மனிதனுடைய கருத்திற்கு முக்கியத்துவம் உண்டு. ஏனெனில் இந்தியா சர்வாதிகார நாடல்ல. ஜனநாயக நாடு.

தடுப்பூசிக்கு ஆதரவாகப் பேசுவதற்கு எந்த அளவுக்கு உரிமை உள்ளதோ, அதே அளவிற்கு தடுப்பூசிக்கு எதிரான கருத்துகளைப் பகிர்ந்து கொள்வதற்கும் உரிமை உண்டு. ஆனால், ஆதரவானவை மட்டுமே கருத்து என்றும், எதிரானவை எல்லாம் வதந்தி என்று யார் வேண்டுமானாலும் சொல்லிக் கொள்ளலாம். அதே போல தடுப்பூசிக்கு ஆதரவாகப் பேசுபவர்கள் மட்டுமே அறிஞர்கள் என்றும், எதிராகப் பேசுபவர்கள் சமூக விரோதிகள் என்றும் கூட சொல்லிக் கொள்ளட்டும்.

அரசாங்கம் இன்னொரு தொழிலை அற்புதமாக நடத்திக் கொண்டிருக்கிறது - அதுதான் நம் டாஸ்மாக். நம் வீட்டுக் குழந்தைகளை அவ்வப்போது டாஸ்மாக் பக்கமும் போய் வரச்

சொல்லலாமே... ஏனெனில் அரசுகள் செய்வதெல்லாம் நம்மைக் காப்பதற்காகத் தானே? அரசுக்கு எதிராக, டாஸ்மாக்குக்கு எதிராகப் பேசுவது வதந்தி, பேசுபவர்கள் சமூக விரோதிகள்.

“அகலாது, அணுகாது – தீக்காய்வார் போல” அரசு முடிவுகளையும், அரசையும் அணுக வேண்டும் என்று கற்றுத்தருகிறார் ஆசான் திருவள்ளுவர். அரசு சொல்வது சரியானதாக இருக்கும் போது பின்பற்றுவதும், சரியில்லாததாக இருக்கும் போது விலகி இருப்பதுமே சரியானது. அதே போல, சட்டம் பற்றி தந்தை பெரியார் வழிகாட்டுகிறார் – நியாயமான சட்டங்களைப் பின்பற்றினால் போதும், எல்லா சட்டங்களும் நியாயமானவைகளாக இருக்க வேண்டும் என்பதில்லை.

தடுப்பூசியையும், அதன் நன்மைக் கதைகளையும் நம்புபவர்கள் தாராளமாக அதனைப் பயன்படுத்திக் கொள்ளுங்கள். அக்கு ஹீலர்களுக்கோ, இயற்கை ஆர்வலர்களுக்கோ, சூழல் செயல்பாட்டாளர்களுக்கோ எவ்வித எதிர்ப்பும் இல்லை. ஆனால், எங்களுடைய குழந்தைகளுக்கு நாங்கள் என்ன செய்ய வேண்டும் என்பதை நீங்கள் தீர்மானிக்காதீர்கள்.

தடுப்பூசிக் கட்டாயச் சட்டம் அமெரிக்காவில் நடைமுறையில் இருக்கிறது. இலட்சக்கணக்கான பெற்றோர்கள் தடுப்பூசிகளை தங்கள் குழந்தைகளுக்கு அளிக்க விரும்பவில்லை. தடுப்பூசியை விரும்பாத பெற்றோர்களுக்கு விலக்கு அளித்தது அமெரிக்க அரசு. கட்டாயத் தடுப்பூசி சட்டம் எதுவும் இந்தியாவில் இயற்றப் படவில்லை. நடைமுறையிலும் இல்லை. ஆனால், இங்கு தடுப்பூசியை எதிர்த்துப் பேசுவதே குற்றமாம்.

தடுப்பூசிகள் பற்றிய வழக்குகளை விசாரிப்பதற்கான தனி நீதிமன்றம் பல நாடுகளில் செயல்படுகிறது. நூற்றுக்கணக்கான வழக்குகளில் குழந்தை பாதிப்பிற்குக் காரணம் தடுப்பூசிகளே என்று அமெரிக்க நீதிமன்றங்கள் தீர்ப்பளித்து, நஷ்ட ஈடுகளை வழங்கியிருக்கின்றன. (ஆதாரம், ஆதாரம் என்று அறிவுப் பசி எடுத்து அலைபவர்கள் கொஞ்சம் கூகுள் தேடல் பொறியில் ANTI VACCINATION LEAQUE அல்லது VACCINATION RISK AWARENESS NETWORK அல்லது US VACCINATION COURT அல்லது ROYAL COMMISSION OF LONDON இதில் ஏதாவது ஒன்றை தட்டச்சு செய்து தேடிப் பாருங்கள். வருகிற பக்கங்களின் லிங்க் கொடுப்பதற்கே நூறு பக்க புத்தகம் தேவைப்படும்). அந்த நஷ்ட ஈடுகளை அரசுப்

பணத்தில் வழங்க இயலாதென்று, தடுப்பூசிகளைத் தயாரிக்கும் கம்பெனிகளிடமே வசூல் செய்யும் யோசனையையும் அமெரிக்க ஃபெடரல் நீதிமன்றம் வழங்கியுள்ளது.

தடுப்பூசிக்கு எதிராக இந்தியாவில் வழக்குகளே இல்லை என்று மார்தட்டிக் கொள்பவர்கள் கொஞ்சம் வரலாற்றைப் புரட்டிப் பாருங்கள். 2008 திருவள்ளூரில் இறந்து போன 8 குழந்தைகள் தொடர்பான வழக்கு என்ன ஆனது? போலியோ சொட்டு மருந்து போடப்பட்ட சில குழந்தைகளின் மரணம் தொடர்பான விசாரணை என்ன ஆனது? பெண்டாவேலண்ட் எனும் ஐந்து தடுப்பூசிகளின் ஒற்றை மருந்துக்கு எதிராக ஆங்கில மருத்துவர் தொடர்ந்த உயர் நீதிமன்ற வழக்கு எங்கே? 2002 இல் உ.பி.யில் போலியோ சொட்டு மருந்து கொடுக்கும் போது போலியோ வந்த 26 குழந்தைகள் பற்றி புகார் கடிதத்தையும், தர மதிப்பீட்டு கோரிக்கையும் இந்திய அரசே உலக சுகாதார நிறுவனத்திற்கு அனுப்பியது. அதன் முடிவு எங்கே? இந்தியாவில் தடுப்பூசித் திட்டங்கள் பற்றிய் தெகல்கா நிறுவனம் 2007 ஜூலை 28 இல் வெளியிட்ட ஆவணங்களின் நிலை என்ன? நம்முடைய ஊடகங்களில் தடுப்பூசி வழக்குகள் வெளிப்படுவதில்லையே தவிர, நீதிமன்றங்களில் நடந்து கொண்டிருக்கின்றன.

ஆங்கில மருத்துவம் படித்த அனைவருமே தடுப்பூசியை ஆதரிக்கிறார்கள். மரபு வழி மருத்துவர்கள் மட்டுமே எதிர்க்கிறார்கள் என்ற மூடநம்பிக்கை ஒருபுறம் பரப்பபப்படுகிறது. ஆனால், இது உண்மையில்லை. அமெரிக்காவில் ஆயிரக்கணக்கான ஆங்கில மருத்துவர்கள் தடுப்பூசியை எதிர்க்கிறார்கள். டாக்டர் வில்லியம் ட்ரெப்பிங், டாக்டர் டெட் கோரன். என்று பெரும் படையே அங்கு உண்டு. இந்தியாவிலும் தடுப்பூசிக்கு எதிரான ஆங்கில மருத்துவர்கள் அதிகம். டாக்டர், ஃபஸ்லுர் ரஹ்மான், டாக்டர். சித்திக் ஜமால், டாக்டர். ஜேக்கப் புலியேல், டாக்டர். சத்யமாலா, டாக்டர். ஹெக்டே, டாக்டர் புகழேந்தி... என்று தொடரும் மருத்துவர்கள் தடுப்பூசிகள் குறித்தும், அதன் பாதிப்புகள் குறித்தும் அச்சம் தெரிவித்திருக்கிறார்கள். அதன் விளைவுகள் மோசமானவை என்று எச்சரிக்கவும் செய்துள்ளார்கள்.

தடுப்பூசிகளுக்குள் என்ன இருக்கிறது? உடல் எப்படி அதனை எதிர் கொள்கிறது? தடுப்பூசியின் விளைவுகள் என்ன? நடைமுறையில் தடுப்பூசிகள் எந்த மாதிரியான பாதிப்புகளை ஏற்படுத்துகின்றன?

என்பதையெல்லாம் விருப்பு வெறுப்பின்றி ஆய்வு செய்தால் மட்டுமே புரியும். அரசுக்கு எதிரான - ஆங்கில மருத்துவத்துக்கு எதிரான கருத்துகளை எல்லாம் அறிவியலுக்கு எதிரான கருத்துகளாக சித்தரிக்க முயல்பவர்கள் சிக்கலானவர்கள். தடுப்பூசிகளை விட ஆபத்தானவர்கள். அவர்களிடம் நாம் எச்சரிக்கையாக இருக்க வேண்டும். அறிவியல் என்றால் என்ன என்பதையும், யார் விஞ்ஞானிகள் என்பதையும் மறு ஆய்வுக்கு உட்படுத்த வேண்டிய காலம் இது. வால்மார்ட்டிலும், ரிலையன்சிலும் ஏன் பதஞ்சலியிலும் கூட விஞ்ஞானிகள் வேலை செய்கிறார்கள். பன்னாட்டு நிறுவனங்கள் தங்கள் தயாரிப்புகள் சரியானவையே என்று அறிவிப்பதற்காக விஞ்ஞானிகளையும், அறிவியலையும் கம்பெனிகள் வைத்துக் கொண்டுள்ளன. இதே போல அரசு திட்டங்கள் சரியானவைதான் என்று சொல்வதற்காக அரசு விஞ்ஞானிகளும் இங்கு நியமிக்கப் பட்டிருக்கிறார்கள்.

தடுப்பூசி போட வேண்டாம் என்று நாம் முடிவெடுத்தால் யாரும் நம்மைக் கட்டாயப் படுத்த முடியாது. உங்கள் குழந்தைகள் படிக்கும் பள்ளியில் ஒரு கடிதம் கொடுங்கள்." என் குழந்தைக்கு தடுப்பூசியோ, இலவச பரிசோதனை முகாமோ, சிகிச்சை முகாமோ அவசியமில்லை. மருத்துவம் தொடர்பான எந்த நடவடிக்கையாக இருந்தாலும் என் ஆலோசனை இல்லாமல் பள்ளி நிர்வாகம் முடிவெடுக்கக் கூடாது" என்று. அக்கு ஹீலர்கள் அப்படித்தான் கொடுத்திருக்கிறோம். அதையும் மீறி கட்டாயமாகத் தடுப்பூசி போட்டே தீருவோம் என்றும் பள்ளியும் கூறினால், தடுப்பூசியினால் என் குழந்தைக்கு ஒன்றும் ஆபத்தில்லை என்பதை அவர்கள் எழுதித் தரட்டும். நாம் கடிதம் தருவோம் அல்லது அவர்கள் கடிதம் தரட்டும். ஆங்கில மருத்துவர்களே உறுதி தராத நிலையில், தடுப்பூசி கம்பெனிகளே உறுதி தராத நிலையில் பள்ளி முதலாளிகள் பாவம் என்ன செய்வார்கள்...?

அக்கு ஹீலர்களின் குழந்தைகளுக்கு தடுப்பூசி முகாம்களாலும், பரிசோதனை முகாம்களாலும் எந்த தொந்தரவும் இல்லை. ஊசி என்றால் என்னவென்று அறியாத நிலையே இப்போதும் தொடர்கிறது. ரசாயன மருந்துகளைப் பற்றி தெரியாத "அறியாமைக் குழந்தைகளாகவே" அவர்கள் தொடர்கிறார்கள். அறிவு நோயை மட்டுமே கொடுக்கும் என்றால் எங்கள் குழந்தைகளுக்கு அறிவே வேண்டாம். ஆரோக்கியம் ஒன்றே போதும்.

- மாற்று

உயிர்க் கொல்லி நோய்கள் மீண்டும் வருகிறதா ஆபத்து?

கேரளாவின் கோழிக்கோடு அரசு மருத்துவக் கல்லூரி மருத்துவமனையில் பன்னிரெண்டு வயது சிறுவன் அமீருதீன் தீவிரமான தொண்டை வலி மற்றும் இருமலோடு சில மாதங்களுக்கு முன்பு அட்மிட் செய்யப்பட்டான். அவனுக்கு சிகிச்சை அளித்த மருத்துவர்கள் சிறுவனின் நோய் அறிகுறிகள் டிப்தீரியா போல காணப்படுவதாக சந்தேகித்தார்கள். இன்னும் சில நாட்களில் டிப்தீரியாவின் அறிகுறிகளும், சிறுவனின் அறிகுறிகளும் ஒத்துப் போயின. திவிர சிகிச்சைக்குப் பின்பு சிறுவன் அமீருதீன் மரணமடைந்தான்.

டிப்தீரியாவைத் தடுக்கும் என்று அரசு சார்பில் போடப்படுகிற தடுப்பூசி அச்சிறுவனுக்கு போடப்படாததே அவன் மரணத்துக்குக் காரணம் என்றும், உயிர்க் கொல்லி நோய்கள் மறுபடியும் வந்து கொண்டிருக்கிறது என்றும் விவாதம் அப்போதே கேரளாவில் துவங்கி விட்டது. பசியாலும், போதிய கவனிப்பின்மையாலும், பாலியல் வன்முறைகளாலும் பலர் மரணமடையும் நம் நாட்டில் - ஒரே ஒரு சிறுவனின் மரணம் ஏன் இவ்வளவு பெரியதாக இந்தியா முழுவதும் பேசப்படும் விஷயமாக மாறியது?

உலக சுகாதார நிறுவனம், உலக வங்கி உட்பட பல்வேறு உலக அமைப்புகள் நம் நாட்டின் குழந்தை நலத்திற்காக மில்லியன் கணக்கில் நிதி உதவியும், கடன் உதவியும் அளித்துள்ளன. சிறிய நகரங்களில் கூட “தாய் சேய் நல மருத்துவமனைகள்” உலக வங்கியின் நிதியோடு இயங்குவதை நீங்கள் பார்த்திருக்க முடியும். அரசு மருத்துவமனையில் ஒரு சிறுவன், அதிலும் இந்தியாவிலேயே

இல்லாததாக நம்பப்படும் நோயான டிப்தீரியா அறிகுறிகளோடு மரணமடைவது உலக அளவிலான கவனத்திற்குச் செல்வதற்கு அதன் பின்னால் இருக்கிற நிதியும், தடுப்பூசிக்காக நம் நாடு பெறுகிற உதவிகளும் தான் காரணம்.

உலக அளவில் பேசப்பட்டாலும் சரி, உள்ளூரிலேயே பேசப்பட்டாலும் சரி... கேரளாவின் டிப்தீரியா பிரச்சினையின் உண்மை நிலை என்ன?

சென்ற ஆண்டிலேயே பத்து நபர்கள் டிப்தீரியா அறிகுறிகளோடு கேரள மருத்துவமனைகளுக்கு வந்து சேர்ந்தார்கள். ஆனால், அதில் மூவருக்கு மட்டும் டிப்தீரியா இருப்பது உறுதி செய்யப்பட்டது. இந்தியாவில் இருந்து முற்றிலும் அழிக்கப்பட்ட நோயாக அறிவிக்கப்பட்ட டிப்தீரியா மறுபடி வருவது தான் இப்போதைய சர்ச்சைக்கு பிரதான காரணம்.

கேரள ஊடகங்களும், அரசு நிர்வாகமும் தடுப்பூசியை முழுமையாகப் பயன்படுத்தாததே டிப்தீரியாவின் மறுவருகைக்கான காரணம் என்று சொல்கின்றன. கேரள மக்களின் இஸ்லாமிய மத அடிப்படை வாதத்தால் தான் தடுப்பூசிகள் போடப்படுவதில்லை என்றும் ஊடகங்கள் தகவல்களை வெளியிட்டுள்ளன.

கேரளாவில் ஐந்து வயதிலிருந்து பத்து வயது வரையுள்ள குழந்தைகளில் மூன்று பேருக்கு ஒருவர் என்ற விகிதத்தில் தடுப்பூசிகளை எடுத்துக் கொள்வதில்லை என்பது இப்பிரச்சினையின் போது வெளிப்பட்ட அரசின் தகவல். கேரள குழந்தைகளில் 36% பேர் எந்த விதமான தடுப்பு மருந்துகளும் எடுத்துக் கொள்வதில்லை. சமீபத்திய அதிகாரப்பூர்வமான தரவின் படி மலப்புரம் மாவட்டத்தில் மட்டும் 3,42,657 குழந்தைகளில் 23,912 குழந்தைகள் எந்த விதமான தடுப்பு மருந்துகளையும் எடுத்துக் கொள்ளவில்லை.

பிரச்சினைக்கான காரணங்களை அரசு ஆராய்ந்து அலசிக் கொண்டிருக்கும் போது செய்திகளில் வெளியான ஒரு ஆசிரியரின் பேட்டி அனைவரையும் அதிர்ச்சிக்குள்ளாக்கியது. மலப்புரம் மாவட்டம் திரூரில் உள்ள மதரசாவில் ஆசிரியராகப் பணியாற்றும் அப்துல் ரஹ்மான் “எனக்கு மருத்துவர்களை விட அல்லாவிடமே அதிக நம்பிக்கை இருக்கிறது. கடவுளை விட மருத்துவரை நாம் நம்பினால், அது துரோகம்” என்று கூறியுள்ளார்.

கேரளாவின் தடுப்பூசி எதிர்ப்பிற்கான காரணம் இஸ்லாமிய அடிப்படைவாதம் என்ற கண்ணோட்டத்தில் பிரச்சினை திசை திரும்பியது. கேரளாவில் இரு இஸ்லாமிய அமைப்புகளின் குடும்பங்களில் தடுப்பூசி மறுக்கப்படுவதாக செய்தி பரவியது. ஒருபிரிவினர் கந்தபுரம் ஏ.பி. அபுபக்கர் முஸ்லியர் தலைமையில் இயங்கும் சன்னி முஸ்லிம் பிரிவு. இன்னொரு அமைப்பு - ஜமாத் இ இஸ்லாமி என்று கூறப்பட்டது.

நோய்த் தடுப்பு மருந்துகளை எடுத்துக் கொள்வது குறித்து தாங்களோ, தங்களது அமைப்போ எந்த விதக் கருத்தையும் தெரிவிக்கவில்லை என்றும், அப்படியான கொள்கை முடிவுகள் எதுவும் தங்கள் அமைப்புகளுக்கு இல்லை என்று மேற்குறிப்பிட்ட இரு அமைப்புகளுமே மறுத்துள்ளன.

இந்த ஆண்டும் 12 குழந்தைகள் கோழிகோடு மருத்துவமனையில் டிப்தீரியா அறிகுறிகளோடு அனுமதிக்கப்படிருக்கிறார்கள்.

உண்மையில் டிப்தீரியா என்பது என்ன? அதற்கான தடுப்பூசிகள் குறித்து மாற்றுக் கருத்துகள் இருக்கின்றனவா?

கம்மிய குரலில் அழுவது என்று பொருள்படும் Croup என்ற சொல்லால் பதினெட்டாம் நூற்றாண்டில் இந்நோய் அழைக்கப்பட்டு வந்தது. ஸ்காட்லாந்தில் 18 ஆம் நூற்றாண்டிலேயே இச்சொல்லை டிப்தீரியா அறிகுறிகளைக் குறிக்கும் சொல்லாகப் பயன்படுத்தியிருக்கிறார்கள். பண்டைய கிரேக்கத்திலும் இவ்வகை தொண்டைக்கட்டு இருந்ததாக குறிப்புகள் கூறுகின்றன.

தொண்டைச் சவ்வு பாதிக்கப்பட்டு, குரல் மாறுபாடு ஏற்படுவதும், தொடர் இருமலும் இதன் பிரதான அறிகுறிகள். அதிலும், இருமலின் சப்தம் குரைப்பது போன்று இருக்கும் என்பது இதன் சிறப்பு அறிகுறி. மூக்குச் சவ்வு பாதிப்பு, நுரையீரல் அழற்சி மற்றும் காய்ச்சல் போன்றவை டிப்தீரியாவின் பிற அறிகுறிகளாக வரையறுக்கப்பட்டுள்ளன.

பாக்டீரியா மூலம் பரவுவதாக நம்பப்படும் டிப்தீரியாவிற்கு தடுப்பூசி கண்டுபிடிக்கப்பட்டு, உலகம் முழுவதும் பயன்பாட்டிற்கு வந்தது. இந்தியாவிலும் தடுப்பு மருந்து பயன்படுத்தப்பட்டு, முற்றிலும் அழிக்கப்பட்ட நோயாகவும் அறிவிக்கப்பட்டது.

கிருமிகள் பற்றியும், தடுப்பூசிகள் பற்றியும் உலகம் முழுவதும் மாற்றுக் கருத்து இருப்பது போலவே - டிப்தீரியத் தடுப்பூசிக்கும் எதிர்ப்பு பல ஆண்டுகளாகவே இருந்து வருகிறது.

1941 இல் ஆஸ்திரேலிய ஆராய்ச்சியாளரான டாக்டர். ஹண்டர் குழுவினர் கிருமிகள் என்ற கருத்தியலுக்கு எதிராக பல ஆய்வுகளை மேற்கொண்டனர். நோய்களுக்குக் காரணம் என்று கூறப்படும் கிருமிகளை நேரடியாகப் பிரித்தெடுத்து, அவற்றை பல நுண்ணுயிரியல் நிபுணர்களின் உடலில் செலுத்தி தன்னுடைய ஆராய்ச்சியை நிரூபித்தார் டாக்டர் ஹண்டர். இதே போன்ற பல ஆய்வுகள் இருபதாம் நூற்றாண்டின் துவக்கத்தில் செய்யப்பட்டிருந்தாலும் கூட, டிப்தீரியா பிரச்சினையில் ஹண்டரின் ஆய்வுகள் மிகவும் முதன்மையானவை.

டிப்தீரியாவிற்கு காரணம் என்று நம்பப்பட்ட கிருமிகளை டாக்டர் ஹண்டர் தன் ஆய்வுக்கூடத்தில் தனிமைப் படுத்தி வளர்த்தார். பல்கிப் பெருகிய இந்தக் கிருமிகளை பாலிலும், நீரிலும், உணவுகளிலும் கலந்து பலருக்கும் சாப்பிடக் கொடுத்தார். தொடர்ந்து பலமுறை கிருமிகளைக் கொடுத்த போதும் அவை யாரையுமே பாதிக்கவில்லை. அடுத்த கட்ட பரிசோதனையாக, சிலருடைய உள்நாக்கு, தொண்டை, மூக்கின் உட்பகுதி போன்ற இடங்களில் டிப்தீரியக் கிருமிகளை நேரடியாகவே தடவி விட்டார். யாருக்கும் எந்த விளைவும் ஏற்படவில்லை.

கிருமிகள் நோயின் இரண்டாம் நிலையிலேயே தோன்றுகின்றன என்ற தன் ஆய்வில் வெற்றி பெற்றார் ஹண்டர். நம்முடைய உள் உறுப்புகளில் நம் முறையற்ற வாழ்க்கை முறையால் கழிவுகள் தேங்குகின்றன. இதனை வெளியேற்றுவதற்காக ஏற்படும் தொந்தரவுகளைத்தான் நாம் நோய் என்று அழைக்கிறோம். இந்த தொந்தரவுகள் ஏற்பட்ட பிறகுதான் நாம் பரிசோதனைகளைச் செய்து கொள்கிறோம். தேங்கிய கழிவுகளில் இருந்து உருவாவதுதான் கிருமிகள் என்பது தான் டாக்டர் ஹண்டரின் முடிவு.

எனவேதான் நோய்க்கு காரணமான கழிவுகளை உடலில் தேங்காமல் பார்த்துக் கொள்வதே - நிரந்தரத் தீர்வு எனவும், கழிவுகளில் இருந்து உருவாகும் கிருமிகளைக் கொல்வதால் உடலுக்கு தீமைதானே தவிர நன்மை இல்லை எனவும் கூறுகிறார் டாக்டர் ஹண்டர்.

இப்படி ஒரு மாற்று அறிவியல் இருக்கும் போது – கேரள அரசு நிர்வாகமும், ஊடகங்களும் வெறும் மதப்பிரச்சினையாக இதனைச் சுருக்குவது ஆபத்தாகவே முடியும். மருத்துவ ரீதியான விரிவான விவாதங்களுக்கு இது வழி ஏற்படுத்தாமல், பிரச்சினையை திசை திருப்பவே உதவும்.

கேரளாவிற்கும், மரபுவழி மருத்துவங்களுக்குமான தொடர்பு வரலாற்று ரீதியானது. நம் நாட்டில் ஆங்கில மருத்துவம் பரவிய பிறகும், அதற்கு இணையான மருத்துவமாக கேரள மக்கள் ஆயுர்வேதத்தைப் பின்பற்றி வந்ததை யாரும் மறுக்க முடியாது. ஆயுர்வேதமும், ஹோமியோபதியும் இந்தியாவில் அதிகம் பயன்படுத்தப்படும் மாநிலங்களில் முதன்மையானது கேரளா.

டிப்தீரியாப் பிரச்சினையை கேரள பாரம்பரியத்தோடு இணைத்துப் பார்க்கவும் அரசுகள் தயாராக இல்லை. "தடுப்பூசிக்கு எதிரான மூடநம்பிக்கை" என்ற ஒற்றை வரியைக் கொண்டு எல்லா விவாதங்களையும் புறந்தள்ளுகிறது அரசு.

கேரள ஹோமியோபதி அமைப்பின் டாக்டர். முகமது ஜலீல் தடுப்பூசிகளை கடுமையாக விமர்சிக்கிறார். "ஏற்கனவே அழிக்கப்பட்டதாகக் கூறும் நோய்களுக்கு ஏன் இப்போது நாங்கள் தடுப்பூசி போட்டுக் கொள்ள வேண்டும்?" என்ற கேள்வியை முன்வைக்கும் ஜலீல் கூறும் இன்னொரு விஷயம் இன்னும் முக்கியமானது. "விருப்பமானவர்களுக்கு தடுப்பூசி போடுவதை நாங்கள் எதிர்க்கவில்லை. ஆனால், எங்கள் குழந்தைகளை பரிசோதனைக் கருவிகளாக்குவதை எங்களால் ஏற்க முடியாது".

கேரளாவின் இயற்கை மருத்துவர்களில் ஒருவரான கோழிக்கோடு மருத்துவர் டாக்டர். பி.ஏ. கரீம் கூறும் போதும் "தடுப்பூசிகள் அறிவியல் பூர்வமானவை அல்ல" என்பதை அழுத்தமாக முன்வைக்கிறார்."அறிவியலில் எப்போதுமே இரு துருவங்கள் இருக்கும். அதில் பாதிப்பைக் கூறும் வாதத்திற்கு முன்னுரிமை கொடுத்து ஆய்வு செய்வது அவசியம். டிப்தீரியா பிரச்சினையிலும் இரண்டு வாதங்கள் இருக்கின்றன. வணிக ரீதியான, நிர்வாக ரீதியான காரணங்களுக்காக எதிர் வாதங்களை மறுப்பது பாதிப்பிலேயே முடியும். அரசு என்ற மாபெரும் புயலை எதிர்த்து எங்களால் நிற்க முடியுமா என்பது தெரியாது. ஆனால், தடுப்பூசிகள் மனித உயிர்களுக்கு ஆபத்தானது என்பதை இயற்கை மருத்துவர்கள் எப்போதுமே உணர்ந்து தான் இருக்கிறார்கள்."

இந்தியன் அக்குபங்சர் பிராக்டிஷனர்ஸ் அசோசியேசன் (ஐ.ஏ.பி.ஏ) அமைப்பின் செயலாளர் மருத்துவர் சுஹைப் ரியாலூ கூறுவது இன்னும் முக்கியமானது. “எங்கள் அமைப்பின் சார்பில் கோழிக்கோடு மருத்துவக் கல்லூரி மருத்துவமனைக்குச் சென்று ஆய்வு செய்தோம். டிப்தீரியா அறிகுறிகள் இருப்பதாக அட்மிட் செய்யப்பட்டிருக்கும் குழந்தைகளின் எண்ணிக்கை – 12. அவர்கள் பெற்றோர்களிடத்தில் பேசும் போது ஒரு உண்மை வெளிப்படுகிறது. இதில் 9 பேர் முறையாக டிப்தீரியாவிற்கான தடுப்பூசி போட்டுக் கொண்டவர்கள். மூன்று குழந்தைகள் தான் தடுப்பூசி போட்டுக் கொள்ளாதவர்கள். தடுப்பூசி போட்டுக் கொண்டவர்களுக்கு வந்த பாதிப்பை யாரும் ஆய்வு செய்யத் தயாராக இல்லை. இந்த விஷயமே வெளியில் வராமல் பார்த்துக் கொள்கிறார்கள்.”

மத அடிப்படையோ அல்லது மரபுவழி அறிவியல் அடிப்படையோ... எப்படியானாலும் தடுப்பூசியை மறுக்கும் உரிமை ஒவ்வொரு இந்திய குடிமகனுக்கும் இருக்கிறது. ஏனென்றால், அமெரிக்காவைப் போல – நம் நாட்டில் கட்டாயத் தடுப்பூசிச் சட்டம் இல்லை. அப்படி, கட்டாயத் தடுப்பூசி சட்டம் அமுலில் இருக்கும் அமெரிக்காவிலேயே ஒரு தனிநபர் தடுப்பூசியை விரும்பவில்லை என்றால் அவரைக் கட்டாயப் படுத்துவதில்லை.

இந்தியா – ஒரு ஜனநாயக நாடு.

- புதிய வாழ்வியல்

டெங்கு:
சீசன் பீதிகளும், நிலையான ஆரோக்கியமும்

ஆண்டுதோறும் ஏதாவது ஒரு கிருமி நம் உடல் மீதான கவனத்தையும், நோய் பற்றிய அச்சத்தையும் நினைவுபடுத்தி விட்டுச் செல்கிறது. கிருமிகள் குறித்த விவாதமும், பயமுறுத்தல்களும், பாதிப்புகளும் நம் நாட்களை பரபரப்பாக வைத்துக் கொள்கின்றன. அப்புறம் நோய்த்தாக்கம் குறிந்து மக்கள் இயல்புக்குத் திரும்பும் போது, மறுபடியும் ஆரோக்கியம் என்ன விலை என்று கேட்கும் பழைய வாழ்க்கைக்கே திரும்புகிறோம். இது தான் காலம் காலமாக மருத்துவமும், உலகமும் சுழலும் வரலாறு.

இப்போது டெங்கு...!

முதலில் டெங்கு குறித்த சில அடிப்படைத் தகவல்களைத் தெரிந்து கொள்வது அவசியம்.

கி.பி. 265 இல் டெங்கு என்று கூறப்படும் இதே அறிகுறிகளுடைய காய்ச்சல் சீனாவிலும், 1779-களில் ஐரோப்பிய நாடுகளிலும் இருந்துவந்துள்ளது. 1789 இல் இந்த அறிகுறிகளுடைய காய்ச்சலுக்கு அமெரிக்காவில் டெங்கு என்று பெயரிடப்பட்டது. இதே அறிகுறிகளை உடைய காய்ச்சல் என்பது இப்போதுதான் கண்டுபிடிக்கப்பட்ட புதிய நோய் அல்ல. காலம் காலமாக உலகம் முழுக்க உள்ள சாதாரணமான காய்ச்சல் வகைகளில் ஒன்றுதான் என்பதை நாம் புரிந்து கொள்வது அவசியமானது.

நாம் மட்டுமல்ல, உலக மக்கள் அனைவருமே டெங்கு போன்ற பல சீசன் தொந்தரவுகளை கடந்து வந்தவர்கள் தான். டெங்கு காய்ச்சலை ஏற்படுத்தும் ஆர்போ வைரஸ் கொசுக்களால்

பரப்பப்படுகிறது என்பது இப்போதுதான் சொல்லப்படும் விஷயம் அல்ல. 1790 களிலேயே கொசுக்களால் பலவிதமான தொந்தரவுகள் உருவாகின்றன என்று அறிவிக்கப்பட்டது. கொசு ஒழிப்பை அப்போதே துவங்கி விட்டன இருநூறுக்கும் அதிகமான உலக நாடுகள்.

இப்போது வரை உலகம் முழுவதும் உள்ள இருநூறுக்கும் மேற்பட்ட நாடுகளில் 127 வருடங்களாக கொசு ஒழிப்புத் திட்டங்களும், கொசுவை ஒழிக்கும் முயற்சிகளும் மேற்கொள்ளப்படுகின்றன. உதாரணமாக, இந்த ஆண்டு கொசுக்களால் ஏற்படும் நோய்களுக்கான சிகிச்சைக்காகவும், தடுப்புக்காகவும், கொசுவை ஒழிக்கவும் நாம் ஒதுக்கிய நிதி சுமார் 6,000 கோடி. டெங்கு பரபரப்பில் தமிழகம் ஒதுக்கிய நிதி கூடுதலாக 17 கோடி. இதே கணக்கை 200 நாடுகள் 127 ஆண்டுகளாக செலவு செய்த நிதிக்கு பொருத்திப் பாருங்கள்.

இவ்வளவு நாடுகளில், எவ்வளவு பெரிய தொகை கொசுவை ஒழிக்கப் பயன்படுத்தப் பட்டிருக்கிறது? சரி செலவு ஒருபக்கம் இருக்கட்டும், கொசு ஒழிந்திருக்கிறதா...?

ஒரு பெண் கொசு அதிகபட்சம் ஒரு மாதம் தான் வாழும். ஆண் கொசுவின் ஆயுள் ஒரு வாரம். இந்த காலத்திற்குள் இனச்சேர்க்கை நடைபெற்று அடுத்த தலைமுறையை உருவாக்கி விடுகிறது. ஒரு கொசு ஒரு நேரத்தில் நூறு முட்டைகள் இடுகின்றன. அறிவியலாளர்கள் கணக்குப் படி, ஆறு தலைமுறையில் ஒரு கொசு 3,100 கோடி கொசுக்களை உற்பத்தி செய்து விடுகிறது. கொசுப் பெருக்கம் ஒருபுறம் இருக்கட்டும். அதனை அழிக்கும் முயற்சிகள் என்ன ஆனது?

வீட்டுச் சுவர்களில் டி.டி.டி. மருந்து தெளிப்பதில் துவங்கி, சாக்கடைகளில் டெல்ட்டாமெத்தரின் அடிப்பது, கிரிசால் புகையை பரப்புவது, கொசுவத்தியின் மூலம் பைரித்திரம் பரப்புவது... எல்லா முயற்சிகளின் விளைவு என்ன தெரியுமா...? நாம் பயன்படுத்தும் விஷங்களை செரித்து, உயிர் வாழும் அளவுக்கு கொசுக்களின் நோய் எதிர்ப்புத் திறன் அதிகரித்து விட்டது.

வெறும் 3000 இனங்கள் உள்ள கொசுக்களை நம்மால் 127 வருட முயற்சியில் ஒழிக்க முடியவில்லை என்பதே நிஜம். அது சாத்தியமில்லாத கனவு. கொசுவை விட்டு விட்டு, கிருமிகளுக்கு வருவோம். கிருமிகளின் இனங்கள் எத்தனை தெரியுமா...? 15

உயிர்க் கொல்லி நோய்கள்: மீண்டும் வருகிறதா ஆபத்து? | 49

இலட்சம். இதிலும் ஐந்து சதவீத இனங்கள் மட்டுமே நமது தொந்தரவுகளுக்கு காரணம் என்று அறியலாளர்கள் சொல்கிறார்கள். உலகில் உயிர்வாழும் கிருமிகளின் எண்ணிக்கையை கணிக்க வேண்டுமானால் ஒரு தாளில் 50 என்று எழுதி, அதன்பின்பு 30 ஜீரோக்களை சேர்த்துக் கொள்ளுங்கள். அதுதான் உலகில் உயிர் வாழும் கிருமிகளின் தோராய எண்ணிக்கை.

கண்ணுக்குத் தெரியும், 3000 இனங்களைக் கொண்ட கொசுக்களை நம்மால் ஒன்றும் செய்ய முடியவில்லை. கண்ணுக்குத் தெரியாத, சரியாகச் சொன்னால் – மின்னணு நுண்ணோக்கிகளால் கூட கண்டுபிடிக்க முடியாத வைரஸ்களை நம்மால் அழித்து விட முடியுமா? அதுவும் இனிமேல் தான் மருந்துகளைக் கண்டுபிடிக்க வேண்டுமாம்.

சரி, அப்படியென்றால் கொசுக்களை ஒழிக்கும் முயற்சிகளையும், கிருமிகளை அழிக்கும் வேலைகளையும் அப்படியே நிறுத்தி விடலாமா...?

நாம் பரபரப்பையும், பயத்தையும் கைவிட்டு விட்டு அறிவியல் ரீதியாகவும், அனுபவ ரீதியாகவும் சிந்தித்து முடிவெடுப்பதே சரியானது. நிரந்தரத் தீர்வு குறித்து நாம் பேசும் முன் இன்றைய பாரம்பரிய மருத்துவ ஆய்வுகளுக்கும், நவீன ஆய்வுகளுக்குமான வேறுபாட்டை நாம் புரிந்து கொள்ள வேண்டும்.

நம் உடலுக்கு கால்சியம் என்ற சத்து தேவையானால், கால்சியம் உள்ள உணவுகளையோ அல்லது மருந்துகளையோ பரிந்துரைப்பது நவீன மருத்துவம். இதற்காக பரிந்துரைக்கப்படும் பொருட்களை ஆய்வுக்கூடங்களில் ஆய்வு செய்ய முடியும். அதனை பகுத்துப் பார்த்து உட்பொருளாக கால்சியம் இருக்கிறதா என்பதை உறுதி செய்து கொள்ள முடியும். இது முதல் நிலை ஆய்வு. அடுத்த கட்ட ஆய்வில், விலங்குகளுக்கு மருந்தினை கொடுத்து எட்டு ஆண்டுகளும், பிறகு மனிதர்களுக்கு அதே மருந்தினைக் கொடுத்து எட்டு ஆண்டுகளும் பயன்பாட்டு ஆய்வுகள் நடக்கும். ஆக, ஒரு மருந்தினை நாம் பயன்படுத்தும் முன்பு இந்த இரண்டுவிதமான ஆய்வுகளையும் செய்ய வேண்டும். இதுதான் நவீன மருத்துவத்தின் ஆய்வு நெறிமுறை.

பாரம்பரிய மருத்துவத்தில் பச்சிளம் குழந்தைகளின் அஜீரணக் கோளாறுக்காக வசம்பு எனும் பொருளை பயன்படுத்துவார்கள். இது பல்லாயிரம் ஆண்டுகளாக நடைமுறையில் உள்ள ஒரு

பழக்கம். இந்த வசம்பினை எடுத்து, ஆய்வக பரிசோதனைக்க்கு உட்படுத்தினால் அதிலுள்ள விஷத்தன்மையை அறிந்து கொள்ள முடியும். நாம் காலம் காலமாக பயன்படுத்தும் வசம்பு ஓர் விஷப் பொருள்தான். அதனை பல நவீன ஆய்வு நிறுவனங்கள் உறுதிப்படுத்தியுள்ளன. ஆனால், நடைமுறையில் வசம்பை குழந்தைகளுக்குப் பயன்படுத்தும் போது அதன் விஷத்தன்மை குழந்தைகளை பாதிப்பதில்லை. அப்படியானால், ஆய்வுக்கூட முடிவு தவறா...?

இங்கே தான் மிக முக்கியமான முரண்பாட்டை நாம் புரிந்து கொள்ள வேண்டும். வசம்பு குழந்தைகளுக்கு கொடுக்கப்படுகிறது என்பதை நாம் ஒரு செய்தியாக மட்டுமே பார்க்கிறோம். அது எவ்வாறு பயன்படுத்தப் படுகிறது? என்பது மிக முக்கியமானது. வசம்பு அதன் ஈரத்தன்மை காயும் வரை உலர்த்தப்படுகிறது. உலர்ந்த வசம்பு நெருப்பினால் சுடப்படுகிறது. சுடப்பட்ட வசம்பிலிருந்து பெறப்படும் கரிய வசம்புத் தூள் நீரில் கலக்கப்பட்டு, பயன்படுத்தப் படுகிறது. இப்படி பயன்படுத்தப்படும் நிலையிலுள்ள பொருளை ஆய்வு செய்யாமல், மூலக்கூறினை ஆய்வு செய்தால் இப்படித்தான் அச்சத்தை பரப்ப முடியும்.

இதே போல் தான் இன்று நடக்கும் நிலவேம்பு கஷாயத்திற்கு எதிரான பிரச்சாரங்களும் அமைந்துள்ளன. ஒரு பாரம்பரிய மருத்துவரின் கண்காணிப்பின் கீழ் கஷாயத்தைப் பயன்படுத்த வேண்டும் என்பது சரியானது. அதே நேரம், நவீன ஆய்வுக்கூட நடைமுறையில் நிரூபிக்க வேண்டும் என்ற பார்வை தவறானது.

முதலில் துவங்கிய கால்சியத்திற்கு வந்து விடலாம். சித்த மருத்துவத்திலோ அல்லது பிற மரபுவழி மருத்துவங்களிலோ ஒரு உடலுக்கு கால்சியம் தேவை என்றால் நேரடியாக கால்சியத்தைக் கொடுக்க மாட்டார்கள். கால்சியத்தை உருவாக்கிக் கொள்ளும் தன்மையுள்ள இன்னொரு பொருளைக் கொடுப்பார்கள். அதெப்படி கால்சியம் தேவைக்கு இன்னொரு பொருளைக் கொடுக்க முடியும்? உதாரணமாக, நாம் வளர்க்கும் பசு மாடுகள் தங்களுடைய கால்சியம் தேவைக்காக எப்போதும் கால்சியம் எடுத்துக் கொள்வதில்லை. புற்கள், இலை, தழைகளில் இருக்கும் மெக்னீசியத்தை எடுத்துக் கொள்கின்றன. மெக்னீசியம் கால்சியமாக மாறும் என்பது உயிர் வேதியியல். இது 1940-களிலேயே பிரஞ்சு விஞ்ஞானி டாக்டர். லூயி கேர்வரானால் நிரூபிக்கப்பட்டுள்ளது.

நம் நவீன ஆய்வுக் கூடங்கள் கீரைகளையும், புல்லையும் பரிசோதித்து விட்டு, அதில் கால்சியம் இல்லை, எனவே அதனைப் பயன்படுத்தாதீர்கள் என்று அலறுவது எவ்வளவு அபத்தமோ, அவ்வளவு அபத்தமானதுதான் சித்த மருத்துவ மருந்துகளை நவீன ஆய்வுக் கூடங்களில் பரிசோதிப்பது.

அப்படியானால், எப்படித்தான் இதனை நிரூபண அறிவியலாக மாற்றுவது?

நவீன அறிவியலின் படி இரண்டாம் நிலைப் பரிசோதனையான பயன்பாட்டுப் பரிசோதனை மட்டும்தான் மரபுவழி மருத்துவங்களின் மீது செய்ய முடியும். அதைத்தான் ஏற்கனவே செய்து கொண்டிருக்கிறோம். இந்தியாவின் பல தேசிய ஆய்வு மையங்களும், பல்கலைக் கழகங்களும் பயன்பாட்டு ஆய்வுகளை நடத்தி வருகின்றன. அப்படித்தான் நிலவேம்பு கஷாயத்திற்கான ஆய்வுகளும் நடந்தன.

எல்லா மருத்துவங்களையும் மதிப்பிடுவதற்கான பொது அளவு கோல் என்பது ஆய்வுக்கூடங்கள் அல்ல. மாறாக, பயன்பாடே. எனவே பயன்பாட்டு ஆய்வுகள் மட்டுமே மரபு வழி மருத்துவங்களுக்குப் பொருந்தும்.

சரி, டெங்கு மற்றும் பிற கிருமிகளால் ஏற்படும் தொந்தரவுகளுக்கு நிரந்தரத் தீர்வுதான் என்ன?

எல்லா உடல் தொந்தரவுகளுக்கும் உடனடியாக மருந்துகளைத் தயாரிக்கும் ஒருவர் இருக்கிறார். எந்த விதமான பாதிப்பாக இருந்தாலும் அவர் அதிவேகத்தில் மருந்துகளைத் தயாரித்து நமக்கு கொடுத்து விடுவார். அவர் தயாரித்த மருந்துகளைப் பார்த்துத்தான் நம் நவீன விஞ்ஞானிகள் செயற்கையான பல மருந்துகளைக் கண்டுபிடிக்கிறார்கள்.

அவர் யார் தெரிகிறதா...? அவர்தான் நம் உடல் என்னும் மருத்துவர். எதிர்ப்பு சக்தி எனும் மருத்துவர்.

டெங்கு காய்ச்சலுக்கு காரணமாகச் சொல்லப்படும் ஆர்போ வைரசுக்கு எதிராக, நம் உடலைக் காப்பதற்காக "இன்டெர்பெரோன்" என்ற புரதத்தை நம் எதிர்ப்புசக்தி சுரக்கிறது. இந்தச் சுரப்பை ஏற்படுத்தவும், கழிவுத் தேக்க பாதிப்பைக் கட்டுப்படுத்தவும்தான் நம் உடலில் காய்ச்சலே ஏற்படுகிறது.

அதே போல, இந்த ஆர்போ வைரஸ் மனித உடலில் அதிகபட்சம் இரண்டு வாரங்கள் தான் உயிரோடு இருக்க முடியும். ஆக, காய்ச்சல் என்பது பீதியடைய வேண்டிய, பயப்படக்கூடிய விஷயம் இல்லை.

கிருமியால் பரவுவதாகச் சொல்லப்படும் எல்லாவிதமான நோய்களும் எல்லா மனிதர்களையும் பாதிப்பதில்லை. ஆட்கொல்லி நோயாகக் கூறப்படும் எய்ட்ஸ் வைரஸ் கூட எல்லா நபர்களையும் பாதித்து விட முடியாது என்று மருத்துவ அறிவியல் கூறுகிறது. எதிர்ப்பு சக்தி வலிமையாகவும், முழு ஆரோக்கியத்தோடும் இருக்கிற நபர்களை எந்த வைரஸ் நோயும் தாக்குவதில்லை என்பது அறிவியல் உண்மை. அது போலவே டெங்கு என்று சொல்லப்படும் காய்ச்சலும் எல்லா நபர்களுக்கும் வருவதில்லை. எனவே முதலில் டெங்கு பரவி மனித குலத்தை அழித்துவிடும் என்ற பயத்தில் ஒவ்வொரு தனிமனிதனும் சிக்க வேண்டிய அவசியமில்லை. உளவியல் ரீதியாக டெங்கு காய்ச்சலிற்குக் காரணமாகக் கூறப்படும் வைரஸ் பரவுவதை விட, அது பற்றிய பயம் பரவுவது ஆபத்தானது. மனதில் ஏற்படும் மாறுபாடுகளும், பயமும் உடல்நிலையையும், அதன் ஆரோக்கியத்தையும் சீர்குலைக்கும்.

காய்ச்சல் ஏற்பட்ட பிறகு, ஏதாவது ஒரு மரபுவழி மருத்துவத்தில் சிகிச்சை எடுத்துக் கொள்ளலாம். உடலின் எதிர்ப்பு சக்தியை தூண்டி, நோய்க்கு எதிரான செயல்களைத் தூண்டுவதே மாற்று மருத்துவங்களின் சிகிச்சை முறைகள். எப்போதுமே பாதிப்பு வராமல் இருக்க, நிரந்தரத் தீர்வு நம் எதிர்ப்பு சக்தியை பலப்படுத்துவதே.

எப்படி எதிர்ப்பு சக்தியை பலப்படுத்துவது...?

நம்முடைய வாழ்க்கை முறை ஒழுங்குதான் வலுவான எதிர்ப்பு சக்தியை வழங்கும். வாழ்க்கை முறை ஒழுங்கு என்பது பசிக்கும் போது சாப்பிடுவது, அளவோடு சாப்பிடுவது, நிதானமாக சாப்பிடுவது. அதே போல, முன்னிரவில் தூங்கச் செல்வது, முழுமையான தூக்கத்தை உடலிற்கு கொடுப்பது. ஆரோக்கிய வாழ்வியலின் அடிப்படையே இந்த இரண்டுதான்.

நம் உடலுற்குத் தேவையான சத்துகளை, எதிர்ப்பு சக்தியை பசித்துச் சாப்பிடுவதன் மூலம் பெற முடியும். முறையான தூக்கத்தை உடலிற்கு கொடுப்பதன் மூலம், கல்லீரலின் பணிகளை செழுமைப்படுத்தலாம். ரசாயனத்தை உடல் வெளியேற்ற உதவி

உயிர்க் கொல்லி நோய்கள்: மீண்டும் வருகிறதா ஆபத்து? | 53

செய்யலாம். உடலின் ஹார்மோன் சுழற்சியை ஒழுங்கு செய்ய உதவலாம்.

பசியையும், தூக்கத்தையும் ஒழுங்கு செய்வதன் மூலம் உடலின் எதிர்ப்பு வலுவானதாக மாறும். எந்த வகை கிருமி உடலுக்குள் புக நேர்ந்தாலும் அதனால் எதிர்ப்பு சக்தி மிகுந்த உடலில் வாழ முடியாது என்பது அறிவியல்.

- மாற்று

அழகென்னும் ஆபத்து

இன்றைய உணவுகளில் விதம் விதமான ரசாயனக் கலப்படங்கள் மிகுந்திருக்கின்றன என்பதை நாம் படிப்படியாக அறிந்து வருகிறோம். அதே நேரம், வெளிப்புற உபயோகத்திற்கு என்று நாம் பயன்படுத்தும் பொருட்களும் நம் உடலைப் பாதிக்கின்றன என்று நாம் அறிந்து கொள்ளவில்லை.

சாப்பிடும் பொருளையும், வெளிப்புற உபயோகப் பொருட்களையும் ஒப்பிட முடியுமா என்ன?

நம் உடலின் மிகப்பெரிய உறுப்பான தோல் சாப்பிடுகிறது. ஆம். தோல் சாப்பிடுகிறது. நம்முடைய பாரம்பரிய எண்ணெய்க்குளியலும், நாம் தோலின் மேல் பயன்படுத்தும் பெயின் பாம் மற்றும் ஆயின் மெண்ட்டுகளும் – தோல் சாப்பிடுவதை உறுதி செய்கின்றன. தோலின் மூலமாகக் கொடுக்கப்படும் பொருளும் உடலின் உள்ளுறுப்புகளுக்குத் தான் செல்கின்றன.

நம்முடைய முன்னோர்கள் இதனை அறிந்திருந்தார்கள். அதனால் தான் குளிப்பதற்கான பொருட்களாக இரண்டு வகைப் பொருட்களை மட்டுமே அவர்கள் பயன்படுத்தி வந்தார்கள். ஒன்று – சாப்பிடும் தகுதியுள்ள பொருட்கள். பயத்து மாவு, கடலை மாவு, பழங்கள் போன்றவை. இன்னொன்று – இயற்கையில் இருந்து நேரடியாகக் கிடைக்கும் பொருட்கள். உசிலை இலை (அரப்பு), சீயக்காய் போன்றவை.

தோல் மூலம் நாம் உள்ளே அனுப்பும் பொருட்களைப் பற்றி நமக்கு எந்தக் கவலையும் இல்லை. தோல் என்பது நம்மைப் பொறுத்த வரை நிரந்தர உடை போன்றதுதான். அது நம்மை

அழகாக காட்டுவதற்கான ஒரு உறுப்பு. எனவேதான், தோலின் வழியாக நாம் பயன்படுத்தும் பொருட்கள் உடலுக்குள் செல்கின்றன என்ற பிரக்ஞை இன்றி, மிக மோசமான ரசாயனங்களையும் அதிகமாகப் பயன்படுத்துகிறோம்.

சாதாரணப் பொருட்களில் கூட இண்டர்னல் யூஸ், எக்ஸ்டெர்னல் யூஸ் என்றும் இரண்டுவிதமான பொருட்கள் சந்தையில் கிடைக்கின்றன. உடலின் உட்செல்லும் பொருள் கவனத்தோடு தயாரிக்கப்படுகிறது. அதே நேரம், தோலின் மூலம் உட்செல்லும் பொருளைப் பற்றி எந்தக் கவலையும் இல்லை. மிக மட்டமான, சரியாக சுத்திகரிக்கப்படாத பொருட்களையே நாம் எக்ஸ்டெர்னல் யூஸ் என்று அழைக்கிறோம்.

நாம் அழகை மேம்படுத்த பயன்படுத்தும் பெரும்பாலான பொருட்கள் - ஆரோக்கியத்தைச் சீர்குலைக்கும் தன்மையுடையவை. எந்தெந்தப் பொருட்களில் என்ன விதமான ரசாயனங்கள் உள்ளன என்று நாம் அறிந்து கொள்வதற்கு முன்னால் - அழகைத் தீர்மானிக்கும் இயற்கை விதிமுறைகளைப் பற்றி புரிந்து கொள்வது அவசியம்.

ஒரு பருவ வயதில் இருக்கும் பையனுக்கு அல்லது பெண்ணுக்கு முகத்தில் பரு வந்து கொண்டே இருக்கிறது என்பது அழகு சார்ந்த பிரச்சினையாகப் பார்க்கப்படுகிறது. ஆனால் உண்மையிலேயே இது அழகு சார்ந்த பிரச்சினையா? அல்லது ஆரோக்கியம் சார்ந்த பிரச்சினையா? நம் உடலின் உள் உறுப்புகளில் குறிப்பாக மலக்குடலில் கழிவுத்தேக்கம் காணப்பட்டாலும், முழு உடலின் வெப்பம் அதிகரித்திருந்தாலும் தோலில் பருக்கள் தோன்றிக் கொண்டே இருக்கும். உடலின் உள் உறுப்புகளின் கழிவு தோல் வழியாக வெளியேறுவதே தோல் நோய்கள்.

இதனை அழகு சார்ந்த பிரச்சினையாக மட்டும் புரிந்து கொண்டு - கம்பெனிகள் தரும் விளம்பரங்களை நம்பி க்ரீம்களை முகத்தில் தடவிக் கொள்வது சரியானதா? வெளிப்புறப் பூச்சுகள் மூலம் தோலில் இருந்து வெளிக் கிளம்பும் கழிவுகளை உள்ளேயே அடக்கி விட முயற்சிக்கிறோம். க்ரீம்கள் மூலம் மறுபடியும் உடலுக்குள் தள்ளப்படும் கழிவுகள் என்ன ஆகும்? அவை மறுபடியும் வெவ்வேறு இடங்களில் வெளிப்படும் அல்லது உள் உறுப்புகளில் தங்கி விடவும் செய்யும்.

சின்னச் சின்ன தொந்தரவுகள் மூலம் உடலால் வெளியேற்றப்படும் கழிவுகளை - அழகைப் பராமரிக்கிறோம் என்ற பெயரில் மிகப்பெரிய தொந்தரவுகளாக நாமே மாற்றிக் கொள்கிறோம். உதாரணமாக, மலச்சிக்கல் உள்ளவர்களுக்கும், இரவில் அதிக நேரம் விழித்திருக்கும் நபர்களுக்கும் உடல் வெப்பம் அதிகரித்து தோலில் சில தொந்தரவுகள் ஏற்பட வாய்ப்புண்டு. அப்படி தோலில் தொந்தரவுகள் வெளிப்படும் போது கையில் கிடைக்கும் க்ரீம்களைக் கொண்டு தோலைச் சரி செய்ய முடியுமா? அப்படியே தோல் தொந்தரவுகள் மறைந்து போனாலும் மலச்சிக்கலும், இரவு விழிப்பும், உள்ளே மறுபடியும் திருப்பி அனுப்பப்பட்ட கழிவுகளும் ஆரோக்கியத்தைப் பாதிக்குமா இல்லையா?

ஆரோக்கியத்தை தவிர்த்து விட்டு, அழகுப் பராமரிப்பு என்று தனியாக எதுவும் இல்லை. ஆரோக்கியத்தைப் பராமரிக்கும் நபருக்கு அழகை தனியாகப் பராமரிக்க வேண்டிய அவசியம் ஏற்படுவதில்லை.

சமீபத்தில் டி.வியில் வரும் ஒரு சோப் விளம்பரம் தோல் பிரச்சினைகளை பெரிதுபடுத்துகிறது. பத்து விதமான தோல் நோய்களும் தங்கள் சோப்பைப் பயன்படுத்துவதன் மூலம் சரியாகி விடும் என்று சொல்கிறது சோப் கம்பெனி. தோலில் வரும் அரிப்பு முதல் பல வகையான தோல் தொந்தரவுகள் வரை அனைத்தும் உடலின் உள்ளுறுப்புகளில் கழிவுகள் தேங்குவதால் ஏற்படுபவை. தோலின் மேற்புறம் சோப்பை சில நிமிடங்கள் தேய்த்துக் குளிப்பதால் உள்ளுறுப்புக்களின் பிரச்சினைகள் சரியாகி விடுமா என்ன? இதுமாதிரியான விளம்பரங்கள் ஆரோக்கியத்திற்கும் - அழகு பராமரிப்பிற்குமான தொடர்பு பற்றிய நம்முடைய விழிப்புணர்வின்மையைப் பயன்படுத்திக் கொள்கின்றன.

ஆரோக்கியத்தைத் தவிர்த்து விட்டு, அழகைப் பெற முடியும் என்ற எண்ணத்தில் நாம் பயன்படுத்தும் அழகு சாதனங்கள் அழகைத் தருகிறதோ இல்லையோ, நோய்களைத் தருகிறது. விதம் விதமான அழகு சாதனப் பொருட்கள் எதிலிருந்து செய்யப்படுகின்றன என்பதையும், அவை நம்மை என்ன செய்கின்றன என்பதையும் பார்த்து விடலாம்.

சிகப்பு நிறத்தின் மேல் நம் எல்லோருக்குமே ஒரு ஈர்ப்பு உண்டு. இந்த ஈர்ப்பைத்தான் அழகுசாதனப் பொருட்கள் தயாரிக்கும் நிறுவனங்கள் தங்கள் முதலீடாகப் பயன்படுத்துகின்றன. இப்போது

சந்தையில் விற்கப்படும் பெரும்பாலான சிகப்பழகு க்ரீம்களில் என்ன இருக்கிறது தெரியுமா?

தில்லியில் உள்ள "சயின்ஸ் அண்ட் என்விரோன்மெண்டல் ரிசர்ச் செண்டர்" இந்தியாவில் சிகப்பழகை வரவழைக்கும் என்று சொல்லி சந்தையில் விற்கப்படுகின்ற முப்பத்தி இரண்டு க்ரீம்களை ஆய்வுக்கு எடுத்துக் கொண்டது. இயற்கையான பதினெட்டு மூலிகைகளில் தயாராகிறது என்றும், நமது முன்னோர்களின் பரிசு என்றும் விளம்பரப் படுத்தப்படும் க்ரீம்களில் வழக்கமான பொருட்களோடு ஒரு முக்கியமான விஷம் கண்டறியப்பட்டது. அது என்ன தெரியுமா?

இந்திய மருந்து மற்றும் அழகுசாதனப் பொருட்கள் சட்டப்படி - அழகு சாதனப் பொருட்களில் கலக்கவே கூடாது என்று தடை செய்யப்பட்ட மெர்குரி 32 க்ரீம்களிலும் கலக்கப்பட்டிருப்பது கண்டுபிடிக்கப்பட்டது. மெர்குரி என்றால் பாதரசம் என்பது நமக்குத் தெரியும்தானே? ஏன் பாதரசத்தை உணவுப் பொருட்களிலும், மருந்துப் பொருட்களிலும், அழகு சாதனப் பொருட்களிலும் கலக்கக் கூடாது? மெர்குரி நம் உடலின் நரம்பு மண்டலத்தை மிகக் கொடூரமாகப் பாதிக்கும் "நியூரோ டாக்சின்" அன்று எல்லா ஆராய்ச்சியாளர்களுக்கும் தெரியும். நரம்பு மண்டல பாதிப்பை ஏற்படுத்தும் என்பதை வெறுமனே நம் கை, கால்களில் உள்ள நரம்புகளைப் பாதிக்கும் என்று சாதாரணமாக எடுத்துக் கொள்ள முடியாது. ஏனென்றால் நம் உடலின் எல்லாவிதமான இயக்கங்களும் நரம்புகளால் நிகழ்பவைகளே. அதே போல, நம்முடைய மூளை தான் மொத்த நரம்பு மண்டலத்தின் இணைப்பு மையம்.

நரம்பு மண்டலத்தைப் பாதிக்கும் என்ற சொல்லில் மூளை முதல் நம் உடலின் ஒட்டுமொத்த நரம்பு இயக்கமும் பாதிக்கும் என்ற அர்த்தம் அடங்கியிருக்கிறது. எந்த வகையில் மெர்குரி நம் உடலிற்குள் போனாலும் அதன் பாதிப்பு படிப்படியாக வெளிப்படத்துவங்கும். சரி கதைக்கு வருவோம்... நம்முடைய சிகப்பழகு க்ரீம்களில் எந்த அளவு மெர்குரி இருக்கிறது தெரியுமா? நாற்பத்தி நாலு சதவீதம். ஒரு சிகப்பழகு க்ரீம் தயாரிக்கத் தேவையான மொத்த பொருட்களில் பாதி அளவு வரை மெர்குரி கலக்கப்படுகிறது.

தில்லி ஆராய்ச்சி நிறுவனம் க்ரீம்களை மட்டும் ஆய்வுக்கு எடுத்துக் கொள்ளவில்லை... லிப்ஸ்டிக் எனப்படும் உதட்டுச் சாயங்களையும் ஆய்வு செய்தது. சிகப்பழகு க்ரீம்களில் எப்படி மெர்குரி இருந்ததோ, அதே போல உதட்டுச் சாயங்களில் இரண்டு பொருட்கள் கண்டுபிடிக்கப்பட்டன.

இந்தியா முழுவதும் இருந்து ஆய்வுக்கு எடுத்துக் கொள்ளப்பட்ட முப்பது விதமான லிப்ஸ்டிக்குகளில் ஐம்பது சதவீதம் குரோமியமும், நாற்பத்தி மூன்று சதவீதம் நிக்கலும் கலந்திருப்பது தெரிய வந்தது. குரோமியம் என்ற வேதிப்பொருள் புற்றுநோயை ஏற்படுத்தும் காரணிகளில் ஒன்று.

உடல் ரீதியான தொந்தரவுகளை நீக்கும் என்று நம்பி வித விதமான ரசாயன மருந்துகளை சாப்பிட்டு, அதன் பின் விளைவுகளால் நோய்கள் ஏற்பட்டால் கூட அதை ஒரு விதத்தில் புரிந்து கொள்ள முடிகிறது. நோயின் தீவிரத்தை தாங்கிக் கொள்ள முடியாமல் எதையாவது சாப்பிடுவோம் என்று ரசாயன மருந்துகளிடம் சிக்கிக் கொள்கிறோம். ஆனால் நன்றாக இருக்கிற உடலை, இன்னும் அழகாக மாற்றலாம் என்று – சிகப்பழகு க்ரீம்களையும், உதட்டுச் சாயங்களையும் பயன்படுத்தி கொடூரமான நோய்களை நாமே வாங்கிக் கொள்வது நவ நாகரீகத்தின் வெளிப்பாடோ?

தோலில் க்ரீம்களைப் பயன்படுத்துவது – தோலின் சுவாசத்தை தடை செய்யும். நம்முடைய மூக்கு எப்படி சுவாசிக்கிறதோ அதே போல நம் தோலும் சுவாசிக்கிறது. இந்த சுவாசத்தை நம் சிகப்பழகு க்ரீம்கள் தடை செய்கின்றன. தோலின் கழிவுகள் வெளியேற்றத்தையும் இவை நிறுத்தி விடுகின்றன. தோல் சுவாசத்தையும், கழிவு நீக்கத்தையும் நாம் தடை செய்யும் போது – நீடித்த சளி, இருமல், சைனஸ், மலச்சிக்கல் போன்றவைகளில் துவங்கி இரண்டாம் கட்டத்தில் சுவாசக் கோளாறுகள், பிரைமரி காம்ப்ளக்ஸ், தோல் பிரச்சினைகள் அதிகமாகும். அதிலும், மெர்குரி, குரோமியம், நிக்கல் போன்ற ரசாயனக் கலப்பால் தோலில் ஏற்படும் சொறி, நிறம் வெளிறுதல், தழும்புகள் போன்றவையும், தொடர்ந்த பயன்பாட்டால் கிட்னி ஃபெயிலியரும் வர வாய்ப்புள்ளதாக தில்லி ஆராய்ச்சி மையம் தெரிவித்துள்ளது.

மெர்குரி போன்ற ரசாயனங்கள் உடலியல் பாதிப்புகளை மட்டுமல்லாமல், உளவியல் அடிப்படையிலான பாதிப்புகளுக்கும் காரணாக இருக்கிறது.

சிகப்பழகு க்ரீம்களைப் பற்றி இன்னொரு ரகசியம் தெரியுமா?

நம்முடைய மருந்து மற்றும் அழகு சாதனப் பொருட்கள் சட்டம் 1940, 1945 மற்றும் 1995 (Drugs and Cosmetics Act 1940, Drugs and Cosmetics Rule 1945, and Drug prices control order 1995) – "ஷெட்யூல் ஜெ" என்று ஒரு பட்டியலை வெளியிட்டுள்ளது. அதில் 51 விதமான நோய்கள் அறிவிக்கப்பட்டுள்ளது. "நவீன மருத்துவத்தால் இந்த 51 நோய்களையும் குணப்படுத்த முடியாது. பட்டியலில் குறிப்பிட்டுள்ள 51 நோய்களை குணப்படுத்துவேன் என்று கூறுவதோ, தடுத்து விடுவதாகக் கூறுவதோ சட்டப்படி குற்றம்" என்று அச்சட்டம் அறிவித்துள்ளது.

நீரிழிவு நோயில் இருந்து எய்ட்ஸ் வரைக்கும் அப்பட்டியலில் இடம் பெற்றுள்ளதை நாம் புரிந்து கொண்டால் "ஸ்பெஷலிஸ்ட்டுகள்" என்ன செய்கிறார்கள் என்று நமக்கு விளங்கி விடும். ஆனால், நாம் சிகப்பழகு பற்றி சட்டம் என்ன சொல்கிறது என்று பார்க்கலாம்.

"ஷெட்யூல் ஜெ" குணமாக்க முடியாத பட்டியலில் "உடலின் நிறத்தை சிகப்பாக்குவேன் என்று கூறுவது" தடை செய்யப்பட்டுள்ளது. எப்படி நம் கம்பெனிகளின் விளம்பர உத்தி? இன்றைய மருத்துவத்தால் குணமாக்கவே முடியாது என்று மத்திய அரசால் அறிவிக்கப்பட்ட ஒன்றை, கம்பெனி தயாரிக்கும் க்ரீமால் செய்துவிட முடியும் என்று டி.வி. கள் தினமும் கூவிக்கொண்டே இருக்கின்றன. நாமும் அதை நம்பி கிலோக் கணக்கில் க்ரீம்களை வாங்கி, சிகப்பழகைத் தேடிக் கொண்டிருக்கிறோம்...

உலக அளவில் செய்யப்படும் ஆய்வுகளின் விளைவுகளால்தான் அவ்வப்போது ஒன்றிரண்டு கலப்பட நிறுவனத் தடைகளும் நடைபெறுகிறது. அந்தந்த மாநில அரசுகளோ, மத்திய அரசோதான் இதனைக் கவனிக்க வேண்டும் என்றால் ரசாயனக் கலப்படத்தை முற்றிலும் ஒழிக்க முடியாது. அதனை வாங்கிப் பயன்படுத்தும் நாம் தான் கலப்படம் குறித்த விழிப்போடு இருக்க வேண்டும்.

- மல்லிகை மகள்

நஞ்சின்றி அமையாது உணவு

இன்றைய நவீன உலகில் நாம் பயன்படுத்தும் பலவகையான உணவுகளும் ரசாயனத் தன்மையுடையதாக உள்ளன. ஆரோக்கியத்தின் அடிப்படையாக இருக்கும் உணவுகள் செயற்கையான கலப்படம் மூலமாக நச்சுத்தன்மை அடைகின்றன. இயற்கையான காய்கறி, பழங்கள் போன்ற உணவுகள் அதிக விளைச்சலுக்காக நாம் பயன்படுத்தும் பூச்சிக் கொல்லிகள், ரசாயன உரங்களால் வளரும் போதே ரசாயனத் தன்மையுடன் வளர்கின்றன.

கொள்ளை லாபம் விரும்பும் பன்னாட்டு நிறுவனங்கள் நாம் தினசரி பயன்படுத்தும் பேஸ்ட் முதல் குழந்தைகள் உணவு வரை ரசாயனத்தைக் கலந்து விற்பனை செய்கின்றன. உண்ணும் உணவுகளில் நாமே கலந்து கொண்ட ரசாயனங்களின் தீங்குகள் போதாதென்று, காற்றை மாசு படுத்தும் – நீரை மாசுபடுத்தும், நிலத்தை மாசுபடுத்தும் வகை வகையான வேலைகளையும் நாம் செய்து வருகிறோம்.

உலகையே அச்சுறுத்துபவைகளாக புதிதாக பல நோய்கள் முளைத்து வந்துள்ளன. சின்ன அளவில் இருந்த சாதாரண நோய்களையும் நாம் ரசாயனங்கள் போட்டு, ஆட்கொல்லி நோய்களாக வளர்த்துக் கொண்டிருக்கிறோம். மருந்தே உணவு என்று சொன்ன நம் முன்னோர்களுக்கு பதிலாக, இன்று நஞ்சே உணவு என்று நாம் சொல்லுமளவிற்கு ரசாயனக் கலப்பு உச்சத்தை அடைந்திருக்கிறது.

உடலிற்கு குளிர்ச்சி தரும் என்று நம்பி நாம் பயன்படுத்தும் தேங்காய் எண்ணெயில் பெட்ரோலியம் பொருட்களின் கழிவு இரசாயனமான லிக்யூட் பாரபின் என்ற அமெரிக்க மண்ணெண்ணெய் கலந்திருப்பது வெளிப்பட்டுள்ளது. இது தேங்காய் எண்ணெயில் மட்டுமல்ல எல்லா டப்பாவில்

அடைத்து விற்கப்படும் எல்லா வகை எண்ணெய்களிலும் கலக்கப்படுவது அம்பலமாகி வருகிறது. வணிக நிறுவனங்கள் தங்கள் லாபத்திற்கு முன்னுரிமை கொடுத்து, உணவின் அடிப்படையையே கேள்விக்குள்ளாக்கி வருகின்றன.

நாம் தினமும் பல் துலக்கப் பயன்படுத்தும் வித விதமான பேஸ்ட்டுகளில் சிகரெட்டில் இருக்கும் ரசாயனமான நிகோடின் இருப்பதை டெல்லி இன்ஸ்டிட்யூட் ஆஃப் பார்மசூட்டிகல் சயின்சஸ் அன்ட் ரிசர்ச் (DIPSAR) என்ற நிறுவனம் 2011 இல் வெளியிட்டுள்ளது. ஒரு முறை பல் விளக்கினால் மூன்று சிகரெட் குடிப்பதற்குச் சமம் என்ற அளவில் சில முன்னணி நிறுவனங்களின் பேஸ்ட்டுகளில் நிகோடின் அளவு உள்ளது. இந்தியாவில் விற்கப்படும் எல்லா பேஸ்ட்டுகளிலும் இந்த கலப்படம் இருப்பது ஆய்வில் தெரிய வந்துள்ளது.

பேக்கரிகளிலும், நம் வீடுகளிலும் முக்கிய உணவாகப் பயன்படும் மைதா மாவில் இன்சுலின் உற்பத்தியைத் தடுக்கும், கணைய செல்களை அழிக்கும் அலோக்ஸான் என்ற ரசாயனம் பயன்படுத்தப்படுவது வெளிப்பட்டிருக்கிறது. பென்ஸாயில் பெராக்சைடு மற்றும் அலோக்ஸான் போன்ற ரசாயனங்கள் மைதா தயாரிப்பில் பயன்படுத்தப்படுவதால் சீனா, பிரிட்டன் மற்றும் ஐரோப்பிய நாடுகளில் மைதா தடை செய்யப்பட்டிருக்கிறது. மைதா மாவு அமெரிக்காவில் பேஸ்ட்ரி பவுடர் என்றே அழைக்கப்படுகிறது.

... இப்படிப் பல உணவுப் பொருட்களில் ரசாயனக் கலப்பு அதிலும் உயிருக்கு ஆபத்தை விளைவிக்கும் கலப்பு அதிகரித்திருக்கிறது. இவையெல்லாம் உதாரணங்கள் தான். இந்தப் பட்டியலை நாம் நீட்டித்தால் எந்த உணவையுமே சாப்பிட முடியாத அளவிற்கு பயந்து போவோம்.

நம் உணவுகளில் கலக்கப்படும் ரசாயனங்களுக்கு கட்டுப்பாடு ஏதாவது உண்டா? அப்படி அனுமதி பெற்று கலக்கப்படும் ரசாயனங்கள் பரிசோதிக்கப்பட்டவை தானா? ப்ரிசெர்வேடிவ் என்னும் இருப்பு ரசாயனங்கள், நியூட்ரிலைசர் என்னும் சமன் படுத்திகள், செயற்கை மணம் ஊட்டும் ரசாயனங்கள், செயற்கைச் சுவை கூட்டும் ரசாயனங்கள், நிறம் மாற்றிகள்... இப்படி எண்ணற்ற ரசாயனங்கள் நம் உணவுத் தயாரிப்பில் பயன்படுகின்றன.

ஐரோப்பிய நாடுகளில் அங்கீகரிக்கப்பட்ட ரசாயனங்கள் நம் நாட்டில் பயன்படுத்தப்படுகின்றன.

ரசாயன நூடுல்ஸ் முதல் பிளாஸ்டிக் அரிசி வரை உணவுக் கலப்படங்கள் இப்போது நுட்பமானவைகளாக மாறியுள்ளன.

நம்மைச் சுற்றி ரசாயனப் பயன்பாடு மிக அதிகமாக இருக்கும் போது நம்மை நாம் எவ்வாறு பாதுகாத்துக் கொள்ள முடியும்?

ஒவ்வொரு உணவாக ஆய்வு செய்து, அதிலிருக்கும் ரசாயன நஞ்சுகளை அறிந்து கொண்டு நாம் என்னதான் செய்வது? சமைக்காத இயற்கை உணவிற்கு சென்று விடுவதா? அல்லது எல்லா ரசாயன உணவுகளையும் போனால் போகட்டும் என்று சாப்பிட்டுக் கொள்வதா? இவற்றுக்கான எளிய தீர்வுகள் இரண்டு வழிகளில் இருக்கின்றன.

ஒன்று – ரசாயனக் கலப்புள்ள உணவு என்று நாம் அறிந்த உணவுகளைத் தவிர்த்து விட்டு, அவற்றுக்கு பதில் மாற்று உணவுகளைப் பயன்படுத்துவது. உதாரணமாக தேங்காய் எண்ணெயில் லிக்யூட் பாராஃபின் கலப்பை அறிந்தால் – செக்கில் ஆட்டிய தேங்காய் எண்ணெய் பயன்படுத்துவது. பேஸ்ட்டுகளில் நிகோடின் கலந்திருப்பதால் உள்ளூரில் தயாரிக்கப்படும் பற்பொடியைப் பயன்படுத்துவது. பிராய்லர் கோழிக்குப் பதில் பெருமளவில் நாட்டுக் கோழியைப் பயன்படுத்துவது மாதிரியான நாம் முன்வைத்த மாற்று உணவுகளைப் பயன்படுத்தி நச்சு உணவுகளில் இருந்து தப்பலாம்.

கொடூரமான நச்சு உணவுகளுக்குப் பதிலாக மாற்று உணவுகளைக் கண்டுபிடித்து பயன்படுத்தினாலும், நாம் அறியாத பிற உணவுகளின் ரசாயனக் கலப்பை எப்படிக் கண்டுபிடிப்பது? அவற்றை எப்படித் தவிர்ப்பது?

எல்லா உணவுகளையும் ஆய்வு செய்வதும், அவற்றிலிருந்து முழுமையாக தப்புவதும் நடைமுறையில் சாத்தியமில்லை என்பதுதான் உண்மை. அப்படியானால் ரசாயன உணவுகளையும் வழக்கம் போல் சாப்பிட்டுக் கொள்ளலாமா? அப்படிச் சாப்பிட வேண்டியதில்லை.

இயற்கை நம் உடலிற்கு வழங்கியுள்ள ரசாயனங்களை அழிக்கும் ஆற்றலைப் பயன்படுத்தி, நாம் அறியாத உணவுகளின் நச்சுக்

கலப்பிலிருந்து நம்மைக் காத்துக் கொள்ளலாம். நம் உடலிற்குள் வரும் ரசாயனங்களைக் கண்டுபிடித்து, அவற்றை நீக்கும் வேலையை நம் கல்லீரல் செய்து வருவது உங்களுக்குத் தெரியுமா? நாம் குடிக்கும் தண்ணீர் வழியாக, சுவாசிக்கும் காற்று வழியாக, உண்ணும் உணவின் வழியாக நம் உடலிற்குள்ளே நுழையும் ரசாயனங்களை அழிக்கிற வேலையைச் செய்யும் உறுப்புதான் கல்லீரல்.

நம் உடலின் ராஜ உறுப்புகளின் ஒன்றான கல்லீரலை இப்போது இருப்பதை விட இன்னும் பலமடங்கு பலத்தோடு வைத்துக் கொண்டால் நஞ்சுகளில் இருந்து தப்ப முடியும் தானே? அப்படி கல்லீரலை பலமாக வைத்துக் கொள்வதற்கான வழிமுறைகள் எதுவும் இருக்கிறதா என்ன?

நிச்சயமாக இருக்கிறது. அதைத்தான் நம் முன்னோர்கள் பயன்படுத்தினார்கள். இக்காலத்தில் நாம் அவசியமாக பின்பற்ற வேண்டியதும் அதைத்தான். ரசாயனங்களை அழிப்பதற்கான உடலியல் வழிகள் பல இருந்தாலும் அவற்றில் முக்கியமானது ஒன்று உண்டு.

அதுதான் – சரியான நேரத்தில் தூங்குவது.

சரியான நேரம் என்றால் என்ன? இயற்கையின் இயக்கம் தூங்குவதற்கென்றே சில மணிநேரங்களை விதித்துள்ளது. அது எந்த நேரம்? தூங்குவதற்கும் கல்லீரலுக்கும் என்ன தொடர்பு? வாருங்கள் தூக்கம் பற்றி விரிவாகப் பார்க்கலாம்.

தூக்கத்தின் அவசியம் என்ன என்பதைப் புரிந்து கொள்ள இரண்டு, மூன்று நாட்கள் நாம் தூங்காமல் இருந்தால் போதும். தொடர்ந்து தூங்காமல் இருக்கும் போது உடல் மொத்தமும் சோர்வடைகிறது. யோசிக்கிற, பேசுகிற அனைத்து விஷயங்களிலும் மனம் நிலைகொள்ளாமல் தத்தளிக்கிறது. உடலை, மனத்தை புத்துணர்வளித்து புதுப்பிக்கும் வேலை தான் தூக்கத்தின் போது நடைபெறுகிறது. தூக்கம் என்பது தவிர்க்க முடியாத ஒன்று என்பதை நாம் அனைவருமே அறிவோம்.

எப்போது தூங்க வேண்டும்? என்ற கேள்வியை யாரிடம் கேட்டாலும் "இரவில்" என்றுதான் பதில் சொல்வார்கள். பகல் உழைப்பதற்கான, தேடுவதற்கான நேரமாகவும், இரவு தூங்குவதற்கான நேரமாகவும் உலகம் முழுவதும் அறியப்படுகிறது.

இந்த நவீன காலத்தில் இரவு முழுக்க வேலை செய்யும் இரவு உழைப்பாளர்கள் பெருகியிருக்கிறார்கள். அமெரிக்கா போன்ற மேற்கத்திய நாடுகளின் முதலாளிகள் இரவுகளில் ஓய்வெடுப்பதற்காக, வளரும் நாடுகளில் உள்ள நடுத்தர மக்கள் தங்கள் இரவுகளை விலை பேசுகிறார்கள்.

இரவு 10 மணிக்கு படுத்து, காலை 5 மணி வரை உறங்குவதற்குப் பதிலாக, அதே ஏழு மணி நேரத்தை பகலில் தூங்கினால் என்ன ஏற்பட்டுவிடப் போகிறது? என்பது நம்மில் பெரும்பாலோரின் கேள்வியாக இருக்கிறது. அப்படி ஒரு நாள் இரவு முழுவதும் விழித்திருந்து விட்டு, மறுநாள் பகலில் தூங்கிப் பாருங்கள். இரவில் ஆறு மணிநேரம் தூங்குவதற்குப் பதிலாக பகலில் எட்டு மணி நேரம் கூட தூங்கிப் பாருங்கள். இரவு தூங்காத சோர்வு, பகல் தூக்கத்தால் நீக்கப்படுவதில்லை. ஒரு இரவுத் தூக்கத்திற்கு, பல நாள் பகல் தூக்கமும் ஈடாகாது. இரவில் தூங்க முடியாத சோர்வை நம் உடல் பல நாட்களுக்குப் பின்பும் வெளிப்படுத்திக் கொண்டே இருக்கும். தொழிற்சாலையில், மில்லில் வேலை செய்யும் தொழிலாளர்களுக்கு பகல் ஷிப்டிற்குக் கொடுக்கும் சம்பளத்தை விட, இரவு ஷிப்டிற்கு கொடுக்கப்படும் சம்பளம் அதிகம். ஏன் இவ்வாறு கூடுதலாகச் சம்பளம் தரப்படுகிறது? திருப்பூர், கோவை போன்ற பகுதிகளில் கம்பெனிகளில் இரவு வேலைக்குப் போகும் தொழிலாளர்களுக்கு இரவு உணவும், அவர்கள் கேட்கிற போதெல்லாம் தேநீரும், கூடுதல் சம்பளமும் வழங்கப்படுவது வழக்கம். பகலில் வேலை செய்யும் அதே மணிக்கணக்கு தான் இரவிலும். ஆனால் எதற்காக இவ்வளவு வசதிகள் வழங்கப்படுகின்றன?

ஏதோ ஒரு வகையில் நாம் உணர்ந்திருக்கிறோம்... இரவின் ஒரு மணி நேரமும், பகலின் ஒரு மணி நேரமும் சமமானதல்ல என்பதை. அப்படி என்னதான் இரவுத் தூக்கத்தில் இருக்கிறது?

மரபுவழி அறிவியலில் மொத்த உயிரினங்களையும் இரண்டாகப் பிரிக்கிறார்கள். ஒன்று - இரவில் தூங்குபவை. இரண்டு - இரவில்- தூங்காதவை. இதில் இரவில் தூங்க வேண்டிய உயிரினங்கள் தூங்காமல் இருந்தாலும் சரி, தூங்கக் கூடாத உயிரினங்கள் தூங்கினாலும் சரி – அது இயற்கை விதி மீறலாகும். அதனால் உடலின் சமநிலை பாதிக்கப்பட்டு உடலில் கழிவுகள் தேங்கிவிடுகின்றன.

இரவில் தூங்காத உயிரினங்களை எளிதில் அடையாளம் கண்டுபிடித்து விடலாம். உதாரணம் நாய்கள், பூனைகள் போன்ற விலங்குகள். இவ்விலங்குகளின் கண்கள் ஒளியை எதிரொளிக்கும் தன்மை படைத்தவை. இரவில் இவ்வகை விலங்குகளின் கண்களில் ஒளி பட்டால், அவற்றை மறுபடியும் ஃரிப்லெக்ட் செய்யும். அவற்றின் கண்களீன் ஒளி மஞ்சள் நிறமுள்ளதாக ரேடியம் நிறம் போலக் காட்சியளிக்கும். நாம் வாகனங்களில் செல்லும் போது நாய், பூனைகளின் கண்களில் இந்த எதிரொளியைப் பார்த்திருக்க வாய்ப்புண்டு.

இப்படி கண்களில் எதிரொளிக்கும் தன்மையுள்ளவை – இரவில் தூங்காத உயிரினங்கள் இவற்றின் கண்களில் டேப்டம் லூசிடம் *(Taptum Lucidum)* என்ற சிறப்புப் பொருள் உண்டு. இரவில் தூங்க வேண்டிய அவசியமுள்ள உயிரினங்கள் சாதாரணக் கண்களைக் கொண்டவை.

இப்போது சொல்லுங்கள். மனிதர்களின் கண்களில் இவ்வகை எதிரொளி உண்டா? மனிதர்கள் இரவில் நடமாட வேண்டியவர்களா என்ன? நன் கண்களில் இயற்கையின் படைப்பில் டேப்டம் லூசிடம் சிறப்புப் பொருள் இல்லை. நாம் அவசியமாக இரவில் தூங்க வேண்டியவர்கள் என்பது இயற்கை விதி.

சீன மரபு வழி மருத்துவமான அக்குபங்சர் கூறுகிறது – இரவு 11 மணியில் இருந்து, அதிகாலை 3 மணி வரைக்கும் உடலில் கல்லீரல் தொகுப்பு சிறப்பாக வேலை செய்யும் நேரம் என்று. அப்படியானால் அது பகலில் வேலை செய்வதில்லையா? உடலின் ஒவ்வொரு உறுப்பும் எப்போதும் வேலை செய்து கோண்டுதான் இருக்கிறது. ஆனால் சில நேரங்களில் சில உறுப்புகள் சிறப்பு வேலையைச் செய்யும். நம் உடலில் கல்லீரலின் பொதுவான வேலையாக நாம் அறிவது – அது செரிமான மண்டலத்தில் முக்கியமான பங்காற்றுகிறது என்பதைத் தான். கல்லீரலில் இருந்து சுரக்கப்படும் பித்த நீர் செரிமானத்தில் முக்கியப் பங்காற்றுகிறது. எஞ்சிய குளுக்கோசை, கிளைக்கோஜனாக மாற்றி சேமிக்கிறது. இப்படி கல்லீரல் செய்யும் வேலைகள் கணக்கில் அடங்காதவை. இவ்வளவு வேலைகளையும் கல்லீரல் எப்போதும் செய்து கொண்டேதான் இருக்கிறது. இவற்றையெல்லாம் தாண்டி, கல்லீரலின் மிக முக்கியமான வேலை ஒன்று இருக்கிறது. நம் ரத்தத்திலுள்ள நச்சுக்களை அகற்றும் பணிதான் அது. ஆங்கிலத்தில் DETOXIFICATION என்று அழைப்பார்கள்.

நம்முடைய கல்லீரல் மட்டும் முழுமையாக பழுதடைந்தால் ரத்தத்திலுள்ள ரசாயன நச்சுகள் ஓரிரு நாட்களில் நம்மைக் கொன்றுவிடும். அந்த அளவிற்கு இன்றைய நவீன வாழ்வில் நாம் பயன்படுத்தும் உணவுகள் இருக்கின்றன. நம் எதிர்ப்பு சக்தியின் அடிப்படை வேலைகளைச் செய்யக்கூடிய உறுப்பாக இருப்பது கல்லீரல்தான். நச்சுக்களை அகற்றும் இந்த வேலையை, பகலின் அன்றாட வேலைகளுக்கிடையில் செய்யாமல் இரவில் செய்கிறது கல்லீரல். இரவு 11 மணிக்குத் துவங்கி, அதிகாலை 3 மணி வரையில் நச்சுத்தன்மை அகற்றும் பணி நீடிக்கிறது. இந்த வேலையை பகலில் செய்ய முடியாது. ஏனென்றால், பகலில் நாம் உண்ணும் உணவுகளை சீரணிப்பது முதல் பலவகையான வேலைகள் இருந்து கொண்டேயிருக்கிறது. இரவின் குளிர்ச்சியும், சூழலும் கல்லீரலின் இந்த இயக்கத்திற்கு அவசியம்.

இரவின் கருமையில் என்ன சூழல் புதிதாகக் கிடைத்துவிடப் போகிறது? ஒரு சிசு தாயின் கர்ப்பப்பையில் வளர்வதற்கு இருளும், அதன் சக்தியும், சீதோஷ்ணமும் தேவைப்படுகிறது. செயற்கையாக இன்று டெஸ்ட் ட்யூப் பேபிகளை ஆய்வுக் கூடங்களில் கருக் கொள்ளச் செய்தாலும் கூட, அதை வளர்ப்பதற்காக உபகரணம் இன்னும் கண்டுபிடிக்கப்படவில்லை. கரு வளர்வதற்குரிய விசேஷ சூழல் ஒரு தாயின் கர்ப்பப்பையில் தான் நிலவுகிறது. அதற்காகத்தான் ஆய்வுக்கூடங்களில் உருவாக்கப்படும் செயற்கை கருவூட்டலுக்குக் கூட உயிருள்ள ஒரு வாடகைத் தாயின் கர்ப்பப்பை தேவையாக இருக்கிறது. கர்ப்பப் பையில் என்ன இருள் இருக்கிறதோ, என்ன வெப்பம் இருக்கிறதோ அவைகளை செயற்கையாக நம்மால் தயாரித்து விட முடியும்தான். ஆனால், அவற்றையெல்லாம் மீறிய கண்ணுக்குப் புலனாகாத ஆற்றல் அங்கு இருப்பதை எவராலும் மறுக்க முடியாது. கர்ப்பப்பை இருட்டில் என்ன விதமான சூழல் நிலவுகிறதோ, அதே மாதிரியான சிறப்புத்தன்மை வாய்ந்தது தான் இரவின் சூழலும்.

இப்படி சிறப்புத் தன்மை வாய்ந்த இரவுச் சூழலில் நம் கல்லீரல் நச்சுக்களை அகற்றி செல்களுக்கு புத்துயிர் அளிக்கிறது. இது தவிர, மரங்கள், செடிகள் வளர்வதையும், நம் குழந்தைகள் வளர்வதையும் நீங்கள் கவனித்திருக்கிறீர்களா? உயிருள்ள ஒவ்வொரு அணுவும் பகலை விட, இரவுகளில் தான் வளர்ச்சி அடைகிறது. தன்னைத் தானே பராமரித்துக் கொள்கிறது. நீங்கள் டிஸ்கவரி, அனிமல் பிளாநெட் போன்ற தொலைக்காட்சிகளில் பார்த்திருக்கலாம். இரவு முழுவதும் செடிகளின் அருகில் வைக்கப்பட்ட கேமராவில்

அச்செடி வளரும் காட்சிகள் பதிவு செய்யப்பட்டுள்ளன. பகலில் நடக்கும் மாற்றங்களை விட, இரவுச் சூழலில் மிக அதிகமான மாற்றங்களை ஒவ்வொரு உயிரணுவும் சந்திக்கிறது. இச்சிறப்புத் தன்மை வாய்ந்த இரவுகளில் தூங்குகிறவர்களுக்குத் தான் மேற்கண்ட வளர்ச்சிக்கான மாற்றங்களும், நச்சுத்தன்மை அகற்றமும் முழுமையாக நடைபெறுகின்றன. எனவே இரவுகளில் தூங்குவது என்பது அத்தியாவசியமான உடல் நடவடிக்கை. அதற்கு மாற்று கிடையாது.

தூங்குவதில் வேறென்ன விஷயங்கள் இருக்கின்றன? நாம் தூங்கி விழிக்கும் போதுதான் அத்தூக்கம் முழுமையானதாக இருந்ததா இல்லையா என்பதை நாம் உணரமுடியும். எழும் போது உடல் கனமாகவும், சோர்வுற்றும் இருந்தால் உடலின் இரவுப் பணிகள் இன்னும் முழுமையாக நடைபெறவில்லை என்பதைக் குறிக்கிறது. எழும் போது சுறு சுறுப்பாகவும், அன்றைய புதிய விடியலில் நாம் செய்யப் போகிற வேலைகள் பற்றிய சிந்தனைகளோடும் இருப்பது நல்ல தூக்கத்தின் விளைவு.

தூக்கம் பற்றி கடைசியாக ஒன்று. நம் உடலில் நுழையும் ரசாயனங்களை அழித்து உடலுக்கு வலிமை தரும் தூக்கம் இன்னொரு முக்கியமான வேலையையும் செய்கிறது. அதுதான் ஹார்மோன் பராமரிப்பு. இன்று தீர்க்க முடியாத நோய்கள் என்று ஆங்கில மருத்துவம் அறிவிக்கிற நோய்களில் சர்க்கரை நோய், ரத்த அழுத்தம், தைராய்டு போன்ற பல நோய்கள் ஹார்மோன் சுழற்சியில் ஏற்படும் மாற்றங்களால் வருபவை. இந்த ஹார்மோன் சுழற்சியின் பராமரிப்பை நம் தூக்கம்தான் துவங்கி வைக்கிறது.

இரவில் நாம் தூங்கும் போது, கண்களில் பெறப்படுகிற குளிர்ச்சியின் அடிப்படையிலும் –இரவின் குளிர்ச்சியின் பயனாலும் நம் மூளையின் அருகிலிருக்கும் பீனியல் சுரப்பி தூண்டப்படுகிறது. இதிலிருந்து மெலடோனின் என்ற ஹார்மோன் சுரந்து, உடலின் பல வேலைகளுக்குக் காரணமாக அமைக்கிறது. நம் உடலின் ஹார்மோன்கள் ஒவ்வொன்றும் தனித்தனியாக இயங்குவதில்லை என்பதையும், ஒன்றை ஒன்று சாந்திருக்கின்றன என்பதையும் பள்ளிப்பாடங்களில் படித்திருப்போம். உதாரணமாக அட்ரினலின் ஹார்மோன் சுரந்தால் இன்சுலின் சுரக்காது. பிட்யூட்டரியின் டி.எஸ்.ஹெச். ஹார்மோன் சுரந்தால் தான் தைராக்சின் ஹார்மோன் சுரக்கும். இப்படி ஒன்றை ஒன்று சார்ந்த சுழற்சிதான் ஹார்மோன்களின் இயக்கம். இந்த சுழற்சியில் இரவுத் தூக்கத்தின்

பொது சுரக்க வேண்டிய மெலட்டோனின் சுரக்கவில்லை என்றால், படிப்படியாக மற்ற ஹார்மோன்களின் சுரப்பிலும் மாறுபாடு ஏற்பட வாய்ப்பு உண்டு. அதிலும் தொடர்ந்து மெலட்டோனின் சுரக்கவில்லை என்றால் என்ன விளைவுகள் எல்லாம் ஏற்பட வாய்ப்பிருக்கிறது என்று யோசியுங்கள்.

அதெல்லாம் சரி. மெலட்டோனின் இரவில் தான் சுரக்குமா? 1950 களில் நவீன அறிவியலால் கண்டுபிடிக்கப்பட்ட கிரிகோரியன் உடல் கடிகாரத்தின் படியும், மரபுவழி அறிவியலின் பல்லாயிரக்கணக்கான ஆண்டுகளுக்கு முன்பான உடலியல் விதிகளின் படியும் இரவு 11 மணிக்கு, அதிலும் நாம் தூங்கிக் கொண்டிருந்தால் மட்டுமே பீனியலில் இருந்து மெலட்டோனின் சுரக்கும்.

இப்படி ஹார்மோன் சுழற்சியை ஒழுங்காக வைத்துக் கொள்ளவும், ரசாயன நஞ்சுகளில் இருந்து தப்புவதற்காகவும் நம்மிடம் உள்ள வலுவான ஆயுதம் தூக்கம் தான். தூக்கத்தை சரியாக வைத்துக் கொண்டால் கல்லீரலும், உடலும் வலிமையானதாக மாறும். மனதை விழிப்புணர்வோடு வைத்துக் கொண்டால் ரசாயன உணவுகளைத் தவிர்க்கவும் முடியும்.

- தினமலர்

அதிகரிக்கும் வீட்டுப் பிரசவங்கள் சிக்கல்களும் – தீர்வுகளும்

கடந்த வாரத்தில் தமிழகத்தில் தலைப்புச் செய்தியாக மாறியிருந்தது திருப்பூரில் நடந்த பிரசவ மரணம் பற்றிய செய்தி. நடுத்தர வகுப்பைச் சேர்ந்த, கல்வி அறிவு பெற்ற குடும்பத்தில் யூ டியூபைப் பார்த்து பிரசவ முயற்சி செய்த போது, கூடுதலான உதிரப் போக்கால் தாய் மரணமடைந்தார் என்று பத்திரிகைகள் வாயிலாக நாம் அறிந்திருப்போம்.

இப்படி செய்தது சரியா...? தவறா...? இது அறியாமையில் நிகழ்ந்ததா...? அல்லது திட்டமிட்ட குற்றமா...? இனி இப்படிப்பட்ட முயற்சிகளை நாம் அனுமதிக்கலாமா? என்பது போன்ற கேள்விகளை ஒரு புறம் ஒதுக்கி வைத்து விட்டு, இதன் பின்புலத்தை புரிந்து கொள்ள முயல்வோம்.

இதைச் செய்தவர்கள் மருத்துவ வசதி கிடைக்காத தூரத்தில் இல்லை. அருகிலேயே அரசு மருத்துவமனை, தனியார் மருத்துவமனைகள் சூழ்ந்திருக்கும் நகரத்தில் இருப்பவர்கள் தான். அதேபோல, அவர்கள் கல்வியறிவு பெறாதவர்களும் இல்லை. படித்த குடும்பம் தான். பிரசவத்தில் மரணமடைந்த தாய் ஆசிரியராகப் பணிபுரிபவர். அவருடைய உடன்பாடு இல்லாமல் இந்த முயற்சியே நடந்திருக்க வாய்ப்பில்லை என்பது வெளிப்படையானது.

அவர்கள் வீட்டிலேயே பிரசவம் பார்த்துக் கொள்ளும் முடிவை வலி வந்த பிறகு எடுத்திருக்க வாய்ப்பில்லை. ஏனென்றால், கர்ப்பம் தரித்த ஐந்து மாதத்திற்குள் அரசு ஆரம்ப சுகாதார மையத்தில் கர்ப்பத்தை பதிவு செய்து கர்ப்ப எண் (ஆதார் போல) பெற வேண்டும் என்பது கட்டாயச் சட்டம். கர்ப்ப காலப்

பதிவு கட்டாயம் என்பது எல்லா பத்திரிகைகளிலும் வெளிவந்த செய்திதான். அப்படியே அவர்கள் பதிய தவறியிருந்தாலும், நகரத்தின் ஒவ்வொரு பகுதிக்கும் அரசு மருத்துவப் பணியாளர் ஒருவர் நியமிக்கப்பட்டுள்ளார். குறிப்பிட்ட பகுதியில் யார் கர்ப்பமாக உள்ளதாகக் கேள்விப்பட்டாலும் உடனடியாக பணியாளர் அவர்கள் வீட்டிற்கே சென்று தகவலை உறுதிப்படுத்தி சுகாதார நிலையத்திற்கு தெரிவிப்பார்.

இந்த இரண்டு பதிவுகளில் இருந்தும் வீட்டில் பிரசவம் பார்க்க முடிவு எடுத்ததால் தான் அந்தக் குடும்பம் தப்பியிருக்கிறார்கள். எனவே, இது அனைவரின் சம்மதத்தின் அடிப்படையில் முன்பே எடுக்கப்பட்ட முடிவாக மட்டுமே இருக்க முடியும்.

இந்த முடிவை திருப்பூரில் இருந்த இந்தக் குடும்பம் மட்டும்தான் எடுத்திருக்கிறதா...? என்றால் இல்லை. அதே திருப்பூரில் சென்ற ஆண்டு ஒரு குழந்தை வீட்டிலேயே பிரசவமாகி நல்ல முறையில் பிறந்தது. செவிலியரோ, மருத்துவரோ... யாருடைய உதவியும் இன்றி சுகப்பிரசவம் நடந்தது. அப்போதும், நகராட்சி அதிகாரிகள் வீட்டிற்குச் சென்று தாயையும் - குழந்தையையும் கட்டாயமாக மருத்துவமனைக்கு தூக்கிச் சென்ற சம்பவத்தை நாம் கேள்விப்பட்டிருப்போம்.

இதே போல, தமிழகத்தில் மட்டும் கடந்த மூன்று ஆண்டுகளில் சுமார் ஆயிரத்துக்கும் அதிகமான பிரசவங்கள் வீடுகளில் நடைபெற்றிருக்கின்றன. ஆங்கில மருத்துவத்தின் பரிந்துரையோ, பரிசோதனைகளோ, உதவியோ இல்லாமல் ஆயிரம் குழந்தைகள் எந்த ஒரு சிக்கலும் இல்லாமல் வீட்டில் பிறந்தது என்றால் நம்மால் நம்ப முடிகிறதா...? அரசு பிறப்பு பதிவேடுகளிலேயே இந்தக் குறிப்புகளை நாம் பார்க்க முடியும்.

பிறப்புச் சான்றிதழ் பெற விண்ணப்பிக்கும் படிவத்திலேயே தெளிவாக குறிப்பிடப்பட்டிருக்கிறது. "குழந்தை மருத்துவ மனையில் பிறந்தால் மருத்துவரும், வீட்டில் பிறந்தால் உறவினரும் 21 நாட்களுக்குள் தகவல் தெரிவிக்க வேண்டும்" என்று. அப்படியானால், வீட்டில் பிரசவம் நடப்பது என்பது தடை செய்யப்பட்ட, தண்டனைக்குரிய குற்றம் அல்ல என்பதை முதலில் புரிந்து கொள்ள வேண்டும்.

அதற்காக யூ ட்யூபில் பார்த்து பிரசவம் பார்ப்பதெல்லாம் கூடுதல்... என்ற உங்கள் குரல் கேட்கிறது. ஆமாம்... நீங்கள் நினைப்பது

சரிதான். முறையான வழிகாட்டுதல் இல்லாமல் பிரசவம் பார்ப்பது தவறானதுதான்.

ஆனால், இப்படியான வீட்டுப் பிரசவ முயற்சிகள் அதிகரித்திருப்பதற்கான காரணம் என்ன? என்று கண்டுபிடிப்பது தான் மிக மிக முக்கியமானது.

இப்படியான வீட்டுப் பிரசவங்களை விரும்புகிறவர்கள் படிக்காத பாமரர்களோ, பொருளாதார வசதியற்ற ஏழைகளோ அல்ல. அப்படியானால், அவர்கள் எந்த மருத்துவ வசதியும் இல்லாமல் வீட்டுப் பிரசவத்தை நோக்கி நகர வேண்டிய கட்டாயம் தான் என்ன...?

சர்வதேச மருத்துவ ஆய்விதழ் "தி லான்செட்". இருநூறு ஆண்டுகளுக்கும் மேலாக மருத்துவ ஆராய்ச்சிக் கட்டுரைகளை வெளியிட்டுக் கொண்டிருக்கும் ஆராய்ச்சி இதழ் இது. ஹோமியோபதி மருத்துவத்தைக் கண்டுபிடித்த டாக்டர் சாமுவேல் ஹானிமென் எழுதிய ஆய்வுக் கட்டுரைகளும், கிருமிகளைக் கண்டுபிடித்த டாக்டர் லூயிஸ் பாஸ்டர் எழுதிய ஆய்வுக் கட்டுரைகளும் வெளிவந்த சர்வதேசப் புகழ் பெற்ற ஆய்விதழ்தான் இந்த லான்செட்.

2016 ஆம் ஆண்டு தாய் சேய் மருத்துவம் தொடர்பான உலக நிலையைக் கணக்கெடுத்து, இந்த இதழ் ஒரு ஆய்வினை வெளியிட்டிருந்தது. அதில் இந்தியா குறித்து வெளியான தகவல் நமக்குத் தெரிந்ததாகத்தான் இருக்கும்.

இந்தியாவில் பொருளாதாரத்தில் பின் தங்கிய மக்களுக்கு சிசேரியன் செய்யப்படும் சதவிகிதம் 5%. இந்த நிலை சுமார் முப்பது ஆண்டுகளாக பெரிய மாற்றமின்றி அப்படியே இருக்கிறது. ஆனால், பொருளாதார வசதி படைத்தவர்களுக்கு சிசேரியன் செய்யப்படும் சதவீதம் 10 - 30%. இது சுமார் இருபத்தைத்து சதவீதம் கூடுதலாகி இருக்கிறது என்பது தான் இந்த ஆய்வு முடிவு.

இது அநேகமாக தனியார் மருத்துவமனைகளைக் கணக்கில் கொண்ட ஆய்வாக இருக்கும். ஏனெனில், தனியார் மருத்துவமனைகள் தான் பொருளாதாரத்தைப் பொறுத்து சிசேரியனை மேற்கொள்கின்றன என்பது வெளிப்படையான விஷயம்.

அப்படியானால், அரசு மருத்துவமனைகளில் சிசேரியன் நிலை என்ன…? ஒரு சிறிய கிராம மருத்துவமனைக்கு சிசேரியன் செய்வதற்கான உபகரணங்களை அரசு வழங்குகிறது. ஓராண்டாக அதனைப் பயன்படுத்தவில்லை என்றால், அந்த கிராம மருத்துவமனை கேட்கும் பிற வசதிகளை அரசு செய்து தராது. ஏனெனில், ஏற்கனவே கொடுக்கப்பட்ட வசதிகளையே மருத்துவமனை பயன்படுத்திக் கொள்ளாத போது எதற்காக புதிய வசதிகள்…? எனவே, சிறிய மருத்துவமனைகள் முதல் மிகப் பெரிய அரசு மருத்துவமனைகள் வரை அரசு வழங்கியுள்ள உபகரணங்களை பயன்படுத்திய கணக்கு தேவைப்படுகிறது. இந்த கணக்கிற்காக கிராமம் முதல் நகரம் வரையுள்ள அத்தனை அரசு மருத்துவமனைகளிலும் சிசேரியன் எண்ணிக்கை உயர்ந்திருக்கிறது.

இந்திய மாநிலங்களில் பிரசவ கால இறப்புகள் மிகக் குறைந்த மாநிலம் எது தெரியுமா? – அனைத்து மருத்துவ வசதிகளும் உள்ளதாக நம்பப் படுகிற, 99.99% பிரசவங்களை மருத்துவமனைகளில் நடத்தும் தமிழ்நாடு அல்ல. மருத்துவமனைகளுக்கு வராமல் அதிகமான பிரசவங்கள் நடக்கும் மாநிலமான நாகலாந்து தான் பிரசவ கால இறப்புகள் மிகக் குறைந்த மாநிலம். பிரசவம் ஆரோக்கியமாக நடப்பதற்கு மருத்துவமனை மட்டுமே சரியான இடம் என்பது வெறும் நம்பிக்கைதான்.

ஆக, பிரசவம் என்றாலே சிசேரியன் என்ற நிலையும், அதிலும் தனியார் மருத்துவமனைகளுக்குப் போனால் டீலக்ஸ் பேக்கேஜ், ஆர்டினரி பேக்கேஜ், பிரிமியம் பேக்கேஜ் என்று பிரசவங்களுக்கு பெரும் தொகை கொடுக்க வேண்டியதிருக்கும். சரி… பொருளாதார இழப்பு மட்டும் என்றால் கூட, கடன் வாங்கியாவது சிசேரியன் செய்து கொள்ளும் மனநிலைதான் மக்களுடையது. ஆனால், அதையும் கடந்து சிசேரியனுக்குப் பின்பான உடல் தொந்தரவுகள் மக்களை அச்சமூட்டும் காரணங்களில் ஒன்று.

பிரசவம் என்பதை ஒரு நோயாகக் கருதி, ஏராளமான ரசாயன மருந்துகளை தாயின் உடலுக்குள் கொட்டும் வேலை இன்னொரு புறம் நடக்கிறது. ஒவ்வொரு ரசாயனமும் ஏராளமான பக்க விளைவுகளைக் கொண்டவை என்பது நம் ஒவ்வொருவருக்கும் தெரியும் தானே…? ரசாயன மருந்துகளின் பாதிப்பில்லாமல் ஒரு குழந்தையைப் பெற்றுக் கொள்ள என்ன வழியை நாம் வைத்திருக்கிறோம்…?

பொருளாதாரக் கொள்ளை ஒரு புறம், பிரசவத்துக்குப் பிறகான உடல் ரீதியான தொந்தரவுகள் ஒருபுறமும் பயமுறுத்தும் போது சிந்திக்கத் தெரிந்த மனிதர்கள் வீட்டுப் பிரசவ வாய்ப்பையே நாடுவார்கள்.

அதெல்லாம் சரி... அலோபதி ஹாஸ்பிட்டல் போனாலோ, அரசு மருத்துவமனைக்குப் போனாலோ இப்படி நடக்கும் என வைத்துக் கொள்ளலாம். ஹோமியோபதி, சித்தா, ஆயுர்வேதா இதிலாவது பிரசவம் பார்த்துக் கொள்ளலாம் தானே?

இதிலும் ஒரு சிக்கல் இருக்கிறது.

ஆங்கிலம் மருத்துவம் போன்றே, ஐந்தரை வருடங்கள் படித்து விட்டுத்தான் சித்தா, ஆயுர்வேதம், யுனானி, ஹோமியோபதி, இயற்கை மருத்துவம் ஆகிய துறை சார்ந்த மருத்துவர்களும் வருகிறார்கள். ஆங்கில மருத்துவத்தை கற்றுத்தரும் அதே எம்.ஜி.ஆர். மருத்துவப் பல்கலைக் கழகம் தான் இந்த மருத்துவங்களையும் கற்றுத் தந்து பட்டம் வழங்குகிறது.

ஆனால், பிரசவம் பார்க்கும் உரிமை ஆங்கில மருத்துவத்துக்கு மட்டுமே வழங்கப்பட்டிருக்கிறது. அதுதான் நம் நாட்டுச் சட்டம். எனவே, மருத்துவக் கல்லூரியில் மரபு வழி மருத்துவங்களில் எம். டி. போன்று பட்ட மேற்படிப்பு படித்திருந்தாலும் பிரசவம் செய்யும் உரிமை எந்த மருத்துவத்துக்கும் வழங்கப்படவில்லை. அதனால் தான் எந்த ஹோமியோபதி மருத்துவரும், சித்த மருத்துவரும், ஆயுர்வேத மருத்துவரும், யுனானி மருத்துவரும், இயற்கை மருத்துவரும் பிரசவம் பார்ப்பதில்லை.

இப்போது மருத்துவம் குறித்து ஓரளவு விழிப்புணர்வு பெற்ற ஒருவர், மருத்துவ கொள்ளைகள் பற்றிய அறிவு பெற்ற ஒருவர் என்னதான் செய்ய முடியும்...? எனவேதான் ஆபத்து எனத் தெரிந்தும் யூ டியூபிலாவது பார்த்து பிரசவம் பார்க்கும் முடிவுக்கு தள்ளப்படுகிறார்.

நம் நாட்டின் மருத்துவச் சூழலை எளிதாக கடந்து போய் விட முடியாது. இப்படியான பல்வேறு காரணிகளின் விளைவுதான் தமிழகத்தில் வீட்டுப் பிரசவங்கள் அதிகரித்து வருகின்றன. ஒரு இந்தியக்குடிமகன் தான் எந்த மருத்துவத்தைப் பின்பற்ற வேண்டும் என்று தேர்வு செய்யும் உரிமை அரசியல் சாசனம்

மக்களுக்குத் தந்தது. இதனை கோரும் உரிமை ஒவ்வொரு இந்தியக் குடிமகனுக்கும் உண்டு.

இதற்கான தீர்வு தான் என்ன?

1. பிரசவம் என்பது ஆங்கில மருத்துவத்தின் சொத்து அல்ல. எல்லா மரபு வழி மருத்துவர்களுக்கும் பிரசவம் பார்க்கும் உரிமை உறுதி செய்யப்பட்டால் மட்டுமே மருத்துவத்தை தேர்வு செய்யும் உரிமை ஒவ்வொரு தனிமனிதனுக்கும் கிடைக்கும்.

2. சில ஆண்டுகளுக்கு முன்னால தமிழக ஐ.ஏ.எஸ். அதிகாரிகளில் ஒருவரான ஷீலா ராணி சுங்கத் பிரசவம் குறித்த கட்டுரை ஒன்றை தமிழ் நாளிதழ் ஒன்றில் எழுதியிருந்தார். அதில் அவர் முன்வைத்த தீர்வே பொருத்தமானது. மரபு வழி தாதியர்களை மறுபடியும் உருவாக்க வேண்டும். போதிய பயிற்சிகள் கொடுத்து பிரசவம் பார்ப்பதற்கான மரபு வழி அறிவையும் – நவீன புரிதல்களையும் கொண்ட புதிய தாதிகளை உருவாக்க வேண்டும். மருத்துவர்களின் குறுக்கீடு பிரசவங்களில் குறைக்கப்பட வேண்டும். மிக அவசியமான தேவை ஏற்பட்டால் ஒழிய எந்த மருத்துவரும் பிரசவத்தில் தலையிடக் கூடாது.

இதை நோக்கிய மாற்றம் ஏற்பட்டால் தவிர, வீட்டுப் பிரசவங்களை சட்டத்தினால் மட்டும் கட்டுப்படுத்த இயலாது.

முறையான உடல் பற்றிய அறிவும், புரிதலும், ஒழுங்கான இயற்கை வாழ்வியலும் இல்லாமல் திடீர் வீட்டுப் பிரசவங்கள் சிக்கலை ஏற்படுத்தக் கூடும் என்பதையும் வீட்டுப் பிரசவ முயற்சியாளர்கள் புரிந்து கொள்ள வேண்டும். ஆங்கில மருத்துவத்தை தவிர்க்க வேண்டும் என்றால், கர்ப்ப காலத்தில் மரபு வழி மருத்துவர் ஒருவரின் வழிகாட்டுதலும், சிகிச்சையும் பிரசவ சமயத்தில் மரபுவழி செவிலியர் ஒருவரின் உதவியும் அடிப்படையான தேவைகள்.

சமீபத்தில் நடந்த ஒரு அமெரிக்க சம்பவத்தோடு இந்தக் கட்டுரையை முடிப்பது பொருத்தமாக இருக்கும்.

அமெரிக்காவின் நேஷ்வில் பகுதியைச் சேர்ந்த டியா ஃப்ரீமேன் விடுமுறைக்காக துருக்கிக்கு சுற்றுலா சென்றார். இவர் கர்ப்பமாக இருந்த போதும், பிரசவம் ஆக இன்னும் தேதி இருப்பதால்

சுற்றுலா சென்றிருக்கிறார். இஸ்தான்புல் நகரத்தில் விடுதியில் தங்கியிருந்த டியாவுக்கு திடீரென பிரசவ வலி ஆரம்பித்தது. பிரசவ அறிகுறிகள் குறித்து கூகுளில் தேடி, தனக்கு வந்திருப்பது பிரசவ வலிதான் என்பதை உறுதி செய்து கொண்டார். குழந்தை பிறக்க நேரம் குறைவாக இருப்பதை இணையதளம் மூலம் கணித்த டியா யாருடைய உதவியும் இன்றி, தானே பிரசவம் பார்த்துக்கொள்ள தீர்மானித்தார். யூ டியுபின் உதவியோடு சில நிமிடங்களில் பெண் குழந்தையைப் பெற்றெடுத்தார்.

பிரசவத்தின் போது என்ன நடக்கும் என்பதைத் தீர்மானிப்பது மனிதனோ, மருத்துவனோ அல்ல. பிரசவத்துக்கும் முன்பு அவர்கள் வாழ்ந்த வாழ்வியலும், ஆரோக்கியமான உடல்நிலையும் தான் என்பதை கவனத்தில் கொள்ள வேண்டும்.

- மாற்று

அக்குபங்சர் அங்கீகரிக்கப்பட்ட மருத்துவமா...? இல்லையா...?

தமிழக அரசின் ஆர்.டி.ஐ. குளறுபடிகள்

“அக்குபங்சர் மருத்துவம் தமிழகத்தில் அங்கீகரிக்கப்படாத மருத்துவம்” என்ற செய்தி வாட்ஸ் அப், பேஸ் புக் போன்ற சமூக ஊடகங்களில் கடந்த சில நாட்களாக பரபரப்பாக வந்து கொண்டிருக்கிறது. இதே செய்தி விகடன்.காமிலும் விரிவாக பிரசுரிக்கப்பட்டிருந்தது.

சென்னையைச் சேர்ந்த குழந்தைகள் நல மருத்துவர் முகமது கிசார் தமிழக அரசிடம் கேட்டுப் பெற்ற தகவல் அறியும் உரிமைச் சட்டத்தின் தகவல்களிலிருந்து இந்த குழப்பம் தொடங்குகிறது. ஆர்.டி.ஐ.யில் அவர் என்ன கேட்டார், தமிழக அரசின் மக்கள் நல்வாழ்வுத்துறை என்னதான் பதில் அனுப்பியது?... என்ற கேள்விகளுக்கெல்லாம் முன்பு அக்குபங்சர் எனும் மருத்துவத்தின் சட்ட ரீதியான நிலை என்று புரிந்து கொள்வோம்.

“ஐக்கிய நாடுகள் சபையில் உள்ள 192 நாடுகளில் 178 நாடுகளும், உலக சுகாதார நிறுவனத்தில் உள்ள 129 நாடுகளில் 80 சதமான நாடுகளும் இப்போது அக்குபங்சரை அங்கீகரித்துள்ளன. ஒரு மருத்துவ முறை உலகெங்கும் இப்போது மிக வேகமாகப் பரவி வளர்ந்துள்ளதெனில் அது அக்குபங்சரே ஆகும்” என உலக சுகாதார நிறுவனத்தின் பாரம்பரிய மருத்துவங்களுக்கான வியூகம் (2014-2023) எனும் அறிக்கை கூறுகிறது.

அக்குபங்சர் மருத்துவம் இந்தியாவைப் பொறுத்தவரை ஒரு அங்கீகரிக்கப்பட்ட சிகிச்சை முறையாகும். 2003 ஆம் ஆண்டு மத்திய அரசின் சுகாதாரம் மற்றும் குடும்பநலத்துறை இதற்கான அரசாணையை (R.14015/25/96 -U&H (R) Dt.25.11.2003) வெளியிட்டது. இதே விஷயத்தை உறுதி செய்து மறுபடியும் 2010 இல் ஒரு அரசாணையை மத்திய அரசு வெளியிட்டது. (V.25011/276/2009 - HR Dt.05.05.2010).

மத்திய அரசு அக்குபங்சரை ஒரு சிகிச்சை முறையாக அங்கீகரித்ததைத் தொடர்ந்து இந்திய நாடாளுமன்றத்தில் பலமுறை விவாதிக்கப்பட்டுள்ளது. கடைசியாக ஆகஸ்ட் 7 – 2018-இல் அக்குபங்சர் அங்கீகாரம் என்ற தலைப்பில் இந்த விஷயம் விவாதிக்கப்பட்டுள்ளது. (Unstared Question No.2338 / Rajya Sabha). பல நோய்களுக்கு அக்குபங்சர் பயன்படுகிறது, உலக சுகாதார நிறுவனமும் அங்கீகாரித்திருக்கிறது. நம்முடைய அரசின் முடிவு என்ன? என்றும், அக்குபங்சர் சிகிச்சையை அரசு ஊக்குவித்தால் பொதுமக்களுக்கு பயன்படும் என்றும் ராஜ்ய சபாவில் டாக்டர் விகாஸ் கேள்வி எழுப்பினார். சுகாதாரம் மற்றும் குடும்பநலத்துறை சார்பாக பதிலளித்த அமைச்சர் திருமதி அனுப்ரியா படேல் “அக்குபங்சர் 2003 இலேயே அங்கீகரிக்கப்பட்ட சிகிச்சை முறை” என்றும் “ முறையாகப் பயிற்சி பெற்றவரோ அல்லது ஏற்கனவே பதிவு பெற்ற மருத்துவரோ அக்குபங்சரை பிராக்டிஸ் செய்யலாம்” என்றும் அரசாணை விவரங்களை உறுதி செய்துள்ளார்.

தகவல் அறியும் உரிமைச் சட்டத்தின் அடிப்படையில் 2011 ஆம் ஆண்டு மத்திய அரசின் சுகாதாரம் மற்றும் குடும்பநலத்துறையிடம் அக்குபங்சர் அங்கீகாரம் பற்றிய கேள்வி அக்குபங்சர் ஹீலர்கள் கூட்டமைப்பால் எழுப்பப்பட்டது. (No.V.25011/11/2011 HR 12.01.2011). இதற்கு பதிலளித்த சுகாதாரம் மற்றும் குடும்ப நலத்துறையின் அப்போதைய செயலாளர் முகமது சலீம் பதிலளித்துள்ளார். “ஏற்கனவே 2003 மற்றும் 2010 மத்திய அரசின் சுகாதாரம் மற்றும் குடும்பநலத்துறை ஆணைகளின் படி அக்குபங்சர் அங்கீகரிக்கப்பட்டுள்ளது” என்று விளக்கியுள்ளார்.

இது தவிர, பல்வேறு வழக்குகளில் அக்குபங்சர் முறை அங்கீகரிக்கப்பட்ட சிகிச்சை முறை என்பதை உறுதி செய்து பல வழக்குகளில் உயர்நீதி மன்றங்கள் தீர்ப்பளித்துள்ளன. மிகச் சமீபத்தில் கேரள உயர்நீதி மன்றம் ஜனவரி 3 – 2017 அன்று அளித்த தீர்ப்பும் (Crl.MC No.1349 of 2016), சென்னை உயர்நீதி மன்றம்

நவம்பர் 11 – 2017 அன்று அளித்த அக்குபங்சர் மருத்துவர்களை பிராக்டிஸ் செய்ய அனுமதிக்கும் இடைக்கால ஆணையும் மிக முக்கியமானவை.

ஆக, உலக சுகாதார நிறுவனம் துவங்கி, இந்திய நாடாளுமன்றம், மத்திய சுகாதாரம் மற்றும் குடும்பநலத்துறை அமைச்சகம், நீதி மன்றங்கள்... என அக்குபங்சர் அங்கீகாரம் உறுதி செய்யப்பட்டுள்ளது.

இந்தியாவிலேயே அதிகமான அக்குபங்சரிஸ்டுகள் இருக்கும் மாநிலமும், அதிகமான அக்குபங்சர் சிகிச்சை பெறும் நோயாளிகளும் இருக்கும் மாநிலம் தமிழ்நாடு. தமிழகத்தில் 1970 களில் இருந்தே அக்குபங்சர் மருத்துவம் காலூன்றத்துவங்கியதும், 2002 ஆம் ஆண்டே தமிழக அரசின் ஆளுநர் உரையில் அக்குபங்சர் மருத்துவத்தை முன்னேற்றும் அடிப்படையில் தனியார் பங்களிப்பை ஊக்குவிக்க வேண்டும் என்று குறிப்பிடப்பட்டதும் அடிப்படையான செய்திகளாகும்.

2010-இல் செல்வி ஜெயலலிதா முதல்வராக இருந்த போது 110 விதியின் கீழ் அக்குபங்சர் உள்ளிட்ட இயற்கை மருத்துவங்களுக்கான வாழ்வியல் மருத்துவமனைகளைத் துவங்கும் திட்டத்தை அறிவித்தார். தமிழகத்தில் பல பல்கலைக்கழகங்கள் அக்குபங்சர் சிகிச்சை முறையை பயிற்றுவிக்கின்றன. குறிப்பாக தமிழ்நாடு திறந்தநிலைப் பல்கலைக்கழகம், தமிழ்ப் பல்கலைக்கழகம், அழகப்பா பல்கலைக்கழகம் ஆகியவை முதன்மையானவை. இப்பல்கலைக்கழகங்கள் அனைத்துமே தமிழக அரசால் நிறுவப்பட்டவை. யு.ஜி.சி.யால் அங்கீகரிக்கப்பட்டவை. யு.ஜி.சி.யின் புதிய விதிகள் அமுலுக்கு வந்த பின்பும் அங்கீகாரத்தை தொடர்ந்து தக்கவைத்துக் கொண்டிருக்கும் தனித்துவமான பல்கலைக்கழகங்கள். இவை நடத்தும் ஒவ்வொரு பயிற்சிக்கும் யு,ஜி.சி. மற்றும் டி.இ.பி. அங்கீகாரம் பெற்ற விவரங்கள் யு.ஜி.சி.யின் இணைய தளத்திலேயே ஆவணங்களாக கிடைக்கின்றன.

இந்த பின்புலத்தில் தான் தமிழக அரசின் சுகாதாரம் மற்றும் குடும்பநலத்துறை ஆர்.டி.ஐ.யில் கேட்கப்பட்ட கேள்விகளுக்கு முற்றிலும் பொருந்தாத பதில்களை அளித்துள்ளது. ஒரு அங்கீகரிக்கப்பட்ட சிகிச்சை முறையை எப்படி அங்கீகாரமில்லாதது என்று கூற முடியும்...?

ஒவ்வொரு துறைக்கும் விதம் விதமான பணிகள் இருக்கின்றன. அதனைப் புரிந்து கொண்டு சரியான துறையில் விவரம் கேட்டுப் பெற்றால்தான் மிகச் சரியான பதில்களைப் பெற முடியும். உதாரணமாக, மத்திய அரசின் சுகாதாரம் மற்றும் குடும்பநலத்துறை அமைச்சகத்தின் கீழ் மூன்று பிரிவுகளைப் புரிந்து கொள்ளலாம். ஒன்று ஆங்கில மருத்துவத்தை நிர்வகிக்கும் பிரிவு. இதில்தான் மெடிக்கல் கவுன்சில் ஆஃப் இந்தியா வரும். இன்னொன்று – ஆயுஷ். ஆயுர்வேதம், சித்தா, யோகா, இயற்கை மருத்துவம், ஹோமியோபதி ஆகியவற்றை முறைப்படுத்தும் பிரிவு. இன்னொன்று ரிசர்ச் டெஸ்க் எனப்படும் பொதுப்பிரிவு. ஆங்கில மருத்துவம் பற்றிய கேள்விகளை மெடிக்கல் கவுன்சிலுக்கும், அங்கீகரிக்கப்பட்ட ஆயுஷ் மருத்துவங்கள் பற்றிய கேள்விகளை ஆயுஷ் துறைக்கும் அனுப்ப வேண்டும். இது இரண்டிலும் வராத அக்குபங்சர் பற்றிய கேள்விகளை நேரடியாக சுகாதாரம் மற்றும் குடும்பநலத்துறைக்கோ அல்லது அதன் ரிசர்ச் டெஸ்குக்கோ அனுப்பினால்தான் முழு விவரம் பெற முடியும்.

அக்குபங்சர் ஹீலர்கள் கூட்டமைப்பின் சார்பில் 2016 ஆகஸ்டில் ஆயுஷ் துறையில் சென்ட்ரல் கவுன்சில் ஃபார் இந்தியன் மெடிசின் அமைப்புக்கும், மெடிக்கல் கவுன்சிலுக்கு தனித்தனியாக கேள்விகள் அனுப்பப்பட்டன. அக்குபங்சர் மருத்துவத்தை உங்கள் அமைப்பு கட்டுப்படுத்துமா என்பது கேள்வி. இரு அமைப்புகளும் தத்தம் கட்டுப்பாட்டில் உள்ள மருத்துவத்தை மட்டுமே தங்கள் அமைப்பு கட்டுப்படுத்தும் என்று தெளிவாகக் கூறியுள்ளது.

தமிழக அரசில் இப்போது பரபரப்பைக் கிளப்பிய ஆர்.டி.ஐ எந்தத் துறையிடம் கேட்கப்பட்டுள்ளது என்று பாருங்கள். தமிழ்நாடு போர்டு ஆஃப் இந்தியன் மெடிசின் அமைப்பிடம் கேட்கப்பட்டுள்ளது. இந்த அமைப்பின் வேலை ஆயுஷ் பிரிவிலுள்ள ஐந்து மருத்துவங்களை முறைப்படுத்துவதுதான். இந்த அமைப்பில் அக்குபங்சர் பற்றிய விவரங்களோ, வழிகாட்டுதல்களோ இருக்காது. எனவே, தவறான பதிலளிக்கும் வாய்ப்பு அதிகம்.

இந்தத் துறை அலுவலர்கள் கூடுதல் கவனத்தோடு பதிலளித்திருந்தால் தங்கள் துறையில் இவ்விவரங்கள் இல்லை எனக் கூறியிருக்கலாம். அப்படி இல்லாமல் பல்கலைக்கழக அங்கீகாரம் குறித்தும், அக்குபங்சர் அங்கீகாரம் குறித்தும் குழப்பத்தை ஏற்படுத்திய பதில்களைக் கூறியிருப்பது சிக்கலானது.

தமிழக உயர்நீதி மன்றத்தில் அக்குபங்சர் அங்கீகாரம் குறித்த வழக்குகள் நடந்து கொண்டிருக்கும் நிலையில் தமிழக அரசின் ஆர்.டி.ஐ. பதில்கள் பதிலளித்தவர்களுக்குத்தான் சிக்கல்களை ஏற்படுத்துமே யன்றி, இந்திய அளவில் அங்கீகரிக்கப்பட்ட பல்கலைக்கழகங்களுக்கோ, உலக அளவில் அங்கீகாரம் பெற்றிருக்கும் அக்குபங்சருக்கோ எவ்வித சிக்கலையும் ஏற்படுத்தாது.

- மாற்று

அன்று பற்றிய தீப்பொறி: நான் ஏன் ஹீலரானேன்?

உங்கள் குழந்தைப் பருவ நினைவுகளில் மறக்க முடியாத சில சம்பவங்களைக் கூறுங்கள்? என்று யாராவது உங்களிடம் கேட்டால் என்ன கூறுவீர்கள். தாத்தா சொன்ன கதைகள், பாட்டியோடான உங்கள் அனுபவங்கள், அம்மாவின் சமையல் ருசி, அப்பாவோடு போன திருவிழா நிகழ்ச்சிகள், பால்ய கால நண்பர்கள், பள்ளிக்கூடம்... என்று எல்லோரோடும் பகிர்ந்து கொள்ள ஆயிரம் செய்திகள் உங்களுக்குள் இருக்கும்.

இந்த கேள்வியை என்னிடம் கேட்டால் – என் நினைவில் நிற்பவற்றில் மிக முக்கியமான ஒன்றே ஒன்றைத்தான் சொல்ல முடியும். அதுதான் என் குழந்தைப்பருவ மருத்துவமனை அனுபவங்கள். எனக்கு விபரம் தெரிந்து, நான் முதன் முதலில் பயந்ததும் – வெறுத்ததும் மருத்துவமனையைத்தான். எல்லா குழந்தைகளுக்குமே டாக்டரையும், கிளினிக்கையும் அறவே பிடிக்காது. அதிலும் எனக்கு டாக்டரைக் கண்டால் சிறப்பு அலர்ஜி.

என்னுடைய சிறு வயதில் இரண்டு அல்லது மூன்று வயதிருக்கும் போது எனக்கு டைபாய்டு காய்ச்சல். 1980 களில் டைபாய்டு காய்ச்சலுக்கு தினமும் ஒரு ஊசி போடுவார்கள். கண்ணாடியிலான சிரிஞ்சை சுடுதண்ணீர் விட்டுக் கழுவி, நீடிலைக் கோர்த்து நான் அழுக, அழுக ஊசி போடும் அந்த டாக்டர் அழகாக இருப்பார். ஆனால் அவரைப் பார்க்கும் போதும், அவர் கிளினிக் இருக்கும் திசையைப் பார்க்கும் போதெல்லாம் என்னுடைய உடல் கூசும். அந்த அளவிற்கு நிறைய ஊசிகளின் குத்துகளை என் உடல் வாங்கியிருக்கிறது. டைபாய்டு காய்ச்சலுக்கு அன்று பயன்படுத்திய ஊசியின் பக்கா விளைவாக தலை முடி உதிர்ந்து

போகும். ஆனால் நம்மிடம் டாக்டர்கள் காய்ச்சலால் முடி உதிர்ந்து போகும் என்று சொல்லி விடுவார்கள். அதற்காக காய்ச்சல் வந்த சில நாட்களில் என் தலையை மொட்டையடித்து விட்டார்கள். (அப்போதிருந்தே எனக்கு மொட்டை எடுப்பதன் மீதும் வெறுப்பு ஏற்பட்டு சுமார் முப்பத்தி இரண்டு வருடங்களாக மொட்டையே எடுப்பதில்லை என்பது வேறு விஷயம்). தொடர்ந்து ஊசி போடும் திருவிழா பதினைந்து, இருபது நாட்கள் நீடித்தது. இப்படித்தான் துவங்கியது... எனக்கும் மருத்துவத்துக்குமான உறவு.

ஆங்கில மருத்துவத்தில் ஒரு கணக்கைத் துவங்கி விட்டால் அப்புறம் வட்டியும், முதலுமாக செழித்து வளரும் என்பது நமக்குத் தெரிந்தது தானே? என்னுடைய பத்தொன்பதாவது வயதில் கண் பார்வைக்கும் – தலைவலிக்குமாக ஒரு கண்ணாடி அணிந்து, மெலிந்த உடலும் – வறண்ட தோலுமாய் காட்சியளித்தேன். “ஃபிட்ஸ் சிம்ப்டம்ஸ் இருக்கு” என்று டாக்டர்கள் கொடுத்த அட்வைஸ் அவ்வப்போது கிளினிக் போய் வருவதற்கு அடித்தளமாய் அமைந்தது. அப்போதெல்லாம் எனக்கு இரவு 11 மணிக்கு ஒரு விழிப்பு வரும் பாருங்கள். அவ்வளவு சுறுசுறுப்பாய் இருக்கும். மிகவும் உற்சாகமாகக் கிளம்பினால் – யாரும் துணைக்கு இருக்க மாட்டார்கள். சில நண்பர்கள் என்னோடு “நைட் வாக்”கிற்கு அவ்வப்போது உதவி செய்வார்கள். பகல் முழுவதும் ஒருவிதமான மந்த நிலையோடு – எரிச்சல் மனநிலையோடு அலையும் நபராக மாறியிருந்தேன். ஆங்கில மருத்துவ உரம் போட்டு நடத்திய பசுமைப்புரட்சி என் உடலில் நன்றாக வெளிப்பட்டுக் கொண்டிருந்தது.

★★★

பள்ளிக்கல்வி முடிந்து அவசரமாய் ஒரு வருமானம் தரும் கல்வியைத் தேர்வு செய்ய வேண்டிய சூழலில் இருந்தேன். பாலி டெக்னிக், ஐ.டி.ஐ. என்று உறவினர்கள் தந்த யோசனைகளில் எனக்கு உடன்பாடில்லை. எனக்கான கல்வியை நானே தேர்வு செய்யும் உரிமையை பெற்றோர்கள் என்னிடமே தந்தார்கள். எல்லாவிதமான படிப்புகள் பற்றிய விவரங்களையும் சேகரித்து, கடைசியில் ஒரு படிப்பைத் தேர்வு செய்தேன். அது என்ன படிப்பு தெரியுமா நண்பர்களே? மருத்துவ ஆய்வுக்கூட தோழில்நுட்பம். பிற தொழிற்படிப்புகளில் இருந்த இயந்திரங்கள் என்னை விட உருவில் பெரியதாகவும், என்னை பயமுறுத்தும் தோற்றத்திலும் இருந்தன. ஆனால், இந்த மைக்ரோஸ்கோப்... என்ன அழகு?

உயிர்க் கொல்லி நோய்கள்: மீண்டும் வருகிறதா ஆபத்து? | 83

சிறியதாய், மனிதர்கள் மதிக்கும் குட்டி இயந்திரமாய், மறைந்திருப்பவற்றை வெளிப்படுத்தும் மூன்றாம் கண்ணாய் என்னை ஈர்த்தது மைக்ரோஸ்கோப். சிறியவர்கள் முதல் பெரியவர்கள் வரை மைக்ரோஸ்கோப்பை பிடிக்காத ஆளே இருக்கமுடியாது.

இந்த மைக்ரோஸ்கோப்பில் இன்னொரு சிறப்பு கூட உண்டு. இந்த சின்னப் பொருளை உங்கள் டேபிளில் வைத்துக் கொண்டோ, அல்லது அதன் அருகில் நின்று கொண்டோ நீங்கள் என்ன சொன்னாலும் அதை உண்மை என்றே எல்லோரும் நம்பி விடுவார்கள். அப்படி ஒரு மந்திர சக்தி மைக்ரோஸ்கோப்புக்கு உண்டு. உங்களுக்கு சந்தேகம் இருந்தால் டி.வி.யை ஆன் செய்து பாருங்கள். வெள்ளைக் கோட்டு சகிதமாய் அமேஸான் காடுகளில் மூலிகை தேடும் விளம்பர நடிகர்கள் மைக்ரோஸ்கோப் பக்கத்தில் நின்று கொண்டுதான் தங்கள் புளுகுமூட்டைகளை அவிழ்த்து விடுவார்கள்.

ஒரு வழியாய் அறிவியல் பூர்வமான ஒரு மருத்துவ உலகில் நுழைவதற்கு கிடைத்த விசா போன்று டிப்ளமோ பயிற்சியில் படித்துக் கொண்டிருந்தேன். நான் ஏற்கனவே சுமாராகப் படிக்கும் சராசரி மாணவன் என்பதால் எந்தக் கேள்வியும் எழவில்லை. (நம்ம வாத்தியார் நம்மளை விட நல்லா படிச்சவர்தானே?) மனித உடல் தொடர்பான படிப்பு என்பதால் ஆர்வம் அதிகரிக்கத் துவங்கியது. மருத்துவம் சம்பந்தமான எனது அறிவை வளர்த்துக் கொள்ள ஆவலாய் பல மாத இதழ்களை வாசிக்க ஆரம்பித்தேன்.

சார்பு மருத்துவக் கல்லூரி மாணவர்கள் சில பேர் சேர்ந்து கொண்டு மாலை நேரங்களில் சில மருத்துவ மனைகளுக்கும், இரத்த வங்கிகளுக்கும் போய் வந்து கொண்டிருப்போம். அங்குள்ள நோயாளிகளைப் பார்க்கிற போது பரிவோ, அன்போ வருவதற்கு பதிலாக "இவர்களுக்கு நம்மால் தான் உதவ முடியும்" என்ற திமிர்தான் எங்களுக்கு அதிகமாகியது. பொதுவாக ஐந்து ஆண்டுகள் மருத்துவம் படித்தவர்களுக்கு இருக்கும் ஈகோவில் ஒரு பகுதி எங்களுக்கும் இருக்கும். ஏனென்றால் அவர்கள் படித்தது டிகிரி இன் ஈகோ – நாங்கள் படித்தது டிப்ளமோ இன் ஈகோ.

நான் வாசித்த பல மருத்துவ மாத இதழ்களிலும் மனித உடல் குறித்த பயமுறுத்தல்களை முன்வைக்கும் கட்டுரைகள்தான் விழிப்புணர்வுக் கட்டுரைகள் என்ற பெயரில் வெளியாகி இருந்தன.

நான் அவற்றை வாசிக்கும் போதே அந்தக் கட்டுரை குறிப்பிடும் நோய்கள் எனக்கும் இருக்குமோ என்ற அச்சம் ஏற்படுவதைத் தவிர்க்க முடியாது. அப்படி வாசித்துக் கொண்டிருக்கும் போது டாக்டர் சகோதரகள் எழுதிய ஒரு கட்டுரை என் கண்ணில் பட்டது. டாக்டர்.ஃபஸ்லுர் ரஹ்மான், டாக்டர். சித்திக் ஜமால் என்ற இரண்டு ஆங்கில மருத்துவர்கள் எழுதிய கட்டுரை *“ஹெல்த் அன் பியூட்டி”* என்ற இதழில் வெளியாகி இருந்தது. எழுதியவர்கள் என்ன படித்திருக்கிறார்கள் என்று சரி பார்த்துக் கொண்டு வாசிக்க ஆரம்பித்தேன். ஏன் சரிபார்க்க வேண்டும்? ஒரு சித்த மருத்துவரோ, அக்குபங்சர் மருத்துவரோ எழுதியிருந்தால் அறிவியலுக்குப் புறம்பான செய்திகள் தான் இருக்கும் என்று நாங்கள் நம்ப வைக்கப்பட்டிருந்தோம். அப்படி எதையாவது படித்து குழம்ப வேண்டியதில்லை தானே?

கட்டுரை எழுதியிருந்தவர்களில் ஒருவர் எம்.பி.பி.எஸ். முடித்து டி.வி. என்ற ஒரு சிறப்புப் படிப்பையும் முடித்திருந்தார். இன்னொருவர் எம்.பி.பி.எஸ். முடித்து எம்.டி. வேறு முடித்திருந்தார். ஆங்கில மருத்துவம் பயின்றவர்கள் பொய்சொல்ல மாட்டார்களல்லவா? அப்படி சரிபார்த்து வாசித்து முடித்த மூன்று பக்கக் கட்டுரை என் வாழ்க்கையை திருப்பிப் போட்டது. ஆங்கில மருத்துவத்தின் ஸ்பெஷாலிட்டியே – அதன் உடனடி குணம்தான் என்று நானும் நம்பிக்கொண்டிருந்தேன். அந்த நம்பிக்கையை உடைத்தெறிந்தது அந்தக் கட்டுரை.

நாம் சாப்பிடும் வலி நிவாரணிகள் வலியை நீக்குவதில்லை; வலி ஏற்பட்டுள்ள பகுதிக்கே செல்வதில்லை. மாறாக, மூளையில் வலி உணரும் நரம்புக்கற்றையை தற்காலிகமாக தூங்க வைத்து விடுகிறது என்ற உண்மையை அக்கட்டுரை எனக்குள் பிரதிபலித்தது. தொடர்ந்து ஒவ்வொரு மாதமும் டாக்டர் சகோதரர்களின் கட்டுரை ஆங்கில மருத்துவம் குறித்த எல்லா பிம்பங்களையும் தகர்த்தது. அப்புறம் என்னுடைய படிப்பு?

விரும்பிச் சேர்ந்த படிப்பு என்பதாலும், வீட்டின் பொருளாதார சூழலாலும் விட்டு விட்டு ஓடி விட முடியாத நிலையில் படிப்பைத் தொடர்ந்தேன். ஆனால் மனநிலை முற்றிலும் மாறியிருந்தது. இந்த படிப்பின் அடிப்படையில் தவறு இருக்கிறது. அதைத் தெரிந்து கொள்ள வேண்டும் என்ற ஆர்வத்தோடு கல்வி தொடர்ந்தது. மனித உடலின் சராசரி இரத்தத்தின் அளவை எப்படிக் கண்டுபிடித்தார்கள்? உடல் உற்பத்தி செய்யும் வேதிப் பொருட்களும் – நாம் உற்பத்தி

செய்யும் வேதிப்பொருட்களும் ஒன்றா? வெவ்வேறா? உடலின் ரசாயன மாற்றங்களை கண்டுபிடிக்கும் இந்த டெஸ்ட்டுகளின் ரிசல்டுகள் தினமும் மாறிக் கொண்டிருப்பவையா? அப்படி மாறுமானால் அதை நம்பி சிகிச்சை தர முடியுமா?... இப்படி கேள்விகள் என்னை துளைத் தெடுத்துக் கொண்டிருந்தன. என் எதிர்காலம் இந்த மருத்துவத்தோடு இல்லை என்று எனக்குப் புரிந்தது.

எங்கள் சார்பு மருத்துவக் கல்லூரியின் நூலகத்தில் ஹோமியோபதி நூல்களை முதன் முதலாகப் பார்த்தேன். அதையும் படிக்கத் துவங்கினேன். டாக்டர் சகோதரர்கள் எழுதும் அக்குபங்சர் முறையை கற்க ஆர்வம் கொண்டு, ஒவ்வொரு கல்வி நிறுவனமாக ஏறி இறங்கினேன். எங்கு சென்றாலும் ஸ்டெதஸ்கோப்பும், பி. பி. பார்க்கும் கருவியும் அக்குபங்சர் டாக்டரின் டேபிளில் இருக்கும். நிறைய மருந்துகள் அவரைச் சுற்றிய செல்ஃபில் அடுக்கப்பட்டிருக்கும். ஆனால் போர்டில் மருந்தில்லா மருத்துவம் - அக்குபங்சர் என்று எழுதியிருக்கும். டாக்டர் சகோதரர்கள் விளக்கும் ஒற்றைப் புள்ளி சிகிச்சையையோ, ஆங்கில மருந்துகளை நிறுத்தி விடும் தைரியத்தையோ, பிற மருத்துவ முறைகள் அவசியமில்லை என்று திடமாகக் கூறுவதையோ நான் யாரிடத்திலும் பார்க்கவில்லை.

டாக்டர் சகோதரர்களிடம் ஒரு நிமிடம் சிகிச்சை எடுப்பதற்கே - ரூ,2500/ கட்டணம். அவரிடம் அக்குபங்சர் பயில வேண்டுமானால் சில லட்சங்கள் ஆகும் என்று கேள்விப்பட்டு, அந்த எண்ணத்தைக் கைவிட்டேன். ஹோமியோபதியை முதலில் நூல்கள் மூலம் கற்பது, பின்பு ஒரு நல்ல மருத்துவரிடம் நேரடியாகக் கற்பது என்று முடிவு செய்தேன். ஹோமியோ அஞ்சல் வழிக் கல்வியிலும் சேர்ந்து படிக்க ஆரம்பித்தேன். உடல் பற்றிய ஹானிமனின் கருத்துகளும், டாக்டர் சகோதரர்களின் கருத்துகளும் என்னை படிப்படியாக மாற்றத் துவங்கியது. பேராசிரியர்களிடமும், நண்பர்களிடமும், மாணவர்களிடமும் என் இயல்புக்கு மாறாய் கேள்விகளோடு - எதிர்த்துப் பேசத் துவங்கினேன். ஒரு கட்டத்தில் என் தொந்தரவைத் தாங்க முடியாத கல்லூரி நிர்வாகம் படிப்பின் கடைசி மூன்று மாதங்களில் நான் உள்ளிட்ட ஐந்து பேர் கொண்ட குழுவை பிற மாணவர்களோடு பேசக்கூடாது என்று தடை விதித்தது. எங்களுக்கு ஒரு நீண்ட ஸ்டடி லீவையும் கொடுத்து வீட்டுக்கு அனுப்பி விட்டார்கள். அப்புறம் தேர்வில் வெற்றி பெற்று, வீட்டுக்கு திரும்பும் போது கல்லூரி முதல்வர் என் மேல் ஒரு வழக்கைத் தொடர்ந்தார்

என்பது தனிக்கதை. மருத்துவக் கல்வியோடு சட்ட அனுபவத்தையும் கற்றுத் தந்தது நான் பயின்ற சார்பு மருத்துவக் கல்லூரி.

நிறுத்து. நிறுத்து. கட்டுரையின் தலைப்பில் அன்று பற்றிய தீப்பொறி என்று இருக்கிறது. நீ பாட்டுக்கு வாழ்க்கை வரலாறைச் சொல்லிக்கொண்டிருகிறாயே... என்று கேட்கிறீர்கள். என் வாழ்வில் ஒரு திருப்பம் திடீரென ஏற்பட்டு விட வில்லை. நான் குறிப்பிடுகிற நாட்களில் ஏற்பட்ட மாற்றங்களின் தொகுப்பு தான் தீப்பொறியாக பின்னாட்களில் மாறியது.

★★★

படிப்பு முடிந்து பிழைப்பிற்கான வழியாக ஒரு மருத்துவ ஆய்வுக்கூடத்தில் வேலைக்குச் சேர்ந்தேன். ஆய்வு முடிவுகளில் ஏற்படுகின்ற குழப்பம், முழு வியாபாரமாகி விட்ட மருத்துவ உலகம் என்ற இருவகையான சிக்கல்களில் இருந்து விடுபடுவதற்காக பகுதி நேரப் பணியாக ஒரு ஹோமியோபதி கிளினிக்கிற்கும் சென்று வந்தேன். அப்போதெல்லாம் தொடர்ந்து வெளிவந்து கொண்டிருந்த ஹெல்த் அண்ட் ப்யூட்டி, ஃபேமிலி ஹெல்த் மருத்துவ மாத இதழ்களில் டாக்டர் சகோதரர்களின் கட்டுரைகள் நான் செய்ய வேண்டிய வேலைகளைப் பற்றிய புரிதலை படிப்படியாக ஏற்படுத்தி வந்தன. ஒரு சில வருடங்களில் முழு நேர ஹோமியோபதி மருத்துவராக, லேபரட்டரியை விட்டு வெளியேறினேன்.

நீண்ட காலமாக குழந்தையில்லாத ஒரு தம்பதி என் நண்பர் வேலை பார்க்கும் மருத்துவமனைக்கு வந்தார்கள். அவர்களுக்கு பலவிதமான பரிசோதனைகள் செய்யப்பட்டு, பரிசோதனை முடிவுகளுக்கு சிகிச்சை அளிக்கப்பட்டது. (இப்போது நோயாளிக்கு சிகிச்சை அளிப்பதில்லை; பரிசோதனை முடிவுகளுக்குத்தான் மருத்துவர்கள் சிகிச்சை அளிக்கிறார்கள்). சிகிச்சை மேற்கொண்ட பெண்ணிற்கு உடலில் சில மாறுதல்கள் தெரிந்தன. கர்ப்பப்பை தொடர்பான சில தொந்தரவுகள் ஏற்பட்டன. ஸ்கேன் எடுக்குமாறு பரிந்துரைத்தார் மருத்துவர்.

கர்ப்பப் பையில் ஒரு கட்டி வேகமாக வளர்வதாகவும், அதன் வேகம் கேன்சர் செல்களுக்கு இணையாக இருப்பதாகவும் ஸ்கேன் ரிப்போர்ட்டின் வழியாக மருத்துவர் முடிவு செய்தார். அந்தக் கட்டியின் வேகமான வளர்ச்சி, அடுத்த கட்ட பரிசோதனைகளுக்கு செல்வதற்குக் கூட நேரம் தரவில்லை என்றும், பெண்ணைக்

காப்பாற்றுதற்காக கர்ப்பப்பையை நீக்கி விடலாம் என்றும் பரிந்துரைத்தார் மருத்துவர். கர்ப்பப்பை நீக்கப்பட்ட பிறகு தனக்கு குழந்தைகள் பிறப்பதற்கான வாய்ப்பே இல்லை என்ற அதிர்ச்சியை தன் மனைவிக்காக ஏற்றுக் கொண்ட கணவர் அறுவை சிகிச்சைக்கு சம்மதித்தார். அறுவை சிகிச்சை உதவியாளராகப் பணியாற்றிக் கொண்டிருந்த என் நண்பரும், நானும் ஸ்கேன் ரிப்போர்ட்டுகளையும், விசித்திரமான நோயாளிகள் பற்றியும் விவாதித்துக் கொள்வோம்.

கர்ப்பப்பை அகற்றும் அறுவை சிகிச்சை அந்தப் பெண்ணிற்கு முடிந்தது. அவர் உயிர் பிழைத்து விட்டார் என்று அறிவிக்கப்பட்டது. அறுவை சிகிச்சையில் அறுத்தெறியப்பட்ட உள்ளுறுப்புகளைப் பார்ப்பதற்காக வழக்கம் போல நாங்கள் அறைக்குள் செல்கிறோம். அறுத்துக் குப்பையில் வீசப்பட்ட கர்ப்பப்பையின் ஒரு பகுதியில் ஒட்டிக்கொண்டிருந்தது கட்டி அல்ல; அறுபது நாட்கள் வளர்ந்த கரு. அந்த சிசுவின் விரல்கள் அரிசி ஓவியம் போல நேர்த்தியாக இருந்தது. அறுவை சிகிச்சை உதவியாளர்கள் மருத்துவரிடம் தகவல் சொன்னார்கள். ஒரு நிமிடம். ஒரே ஒரு நிமிடம் அதிர்ந்தார். அவருக்குள் இருந்த மனிதத் தன்மை வெளிப்பட்டது. அடுத்த நிமிடம் தொழில் முறை மருத்துவரானார். அதைப் பற்றி யாரிடமும் சொல்ல வேண்டாம் என்று அறிவுறுத்தினார். மருத்துவமனை பணியாளர்கள் அவர்கள் தொழில் தர்மத்தைக் கட்டிக் காத்தார்கள்... சம்பளத்தோடு.

கருவிலே வேரறுக்கப்பட்ட அந்தக் குழந்தைக்கு வாழும் வாய்ப்பை மறுத்தது யார்? ஸ்கேன் ரிப்போர்ட்டா? அதை உறுதி செய்து கொள்ளாத மருத்துவரா? வணிக மயமான மருத்துவமா?

அந்த சிசு என்னோடு இரண்டு வருடங்கள் இருந்தது. அதை ஒரு கண்ணாடிக் குடுவையில் என்னோடு வைத்திருந்தேன். முழு வளர்ச்சியடையாத அந்தச் சிசுவின் கைகள் ஆங்கில மருத்துவத்தை விட்டு என் கழுத்தைப் பிடித்து வெளியே தள்ளியது.

அப்புறம் முழுநேரமாக ஹோமியோபதி மருத்துவ உலகில் டாக்டர். பொன்னுராசு மற்றும் டாக்டர்.காஜா மைதீன் ஆகியோரோடு என் நாட்கள் கழிந்தன. மரபுவழி மருத்துவத்தின் அற்புதங்களை உணர்ந்து கொள்ள அந்த நாட்கள் எனக்கு உதவின.

★★★

சில ஆண்டுகள் திருப்பூர், கேரளா என்று பயணம் செய்து விட்டு மறுபடியும் கம்பம் திரும்பிய போது – அங்கு புதிதாக ஒரு அக்குபங்சர் கிளினிக் செயல்பட்டுக் கொண்டிருந்தது. மரபுவழி மருத்துவங்களில் பிராக்டிஸ் செய்து கொண்டிருந்த பெரும்பாலான மருத்துவர்கள் ஆங்கில மருத்துவத்தையே பின்பற்றுவதை பல இடங்களில் அறிந்து கொண்ட போது எனக்கு ஏற்பட்ட அனுபவம் – கம்பம் அக்குபங்சர் கிளினிக்கிற்குள் நான் செல்ல விரும்பியதைத் தள்ளிப் போட்டுக் கொண்டேயிருந்தது.

2002 இறுதியில் ஹீலர். போஸ் முகமது மீரா அவர்களின் அக்குபங்சர் சிகிச்சை பற்றி கம்பம் நகர மக்கள் பேசத்துவங்கினர். டாக்டர் சகோதரர்கள் எழுதிய, பின்பற்றிய ஒற்றைப் புள்ளியில் சிகிச்சையளிக்கும் அக்குபங்சர் தான் கம்பம் கிளினிக்கில் பின்பற்றப்படுகிறது என்பதை நோயாளிகளின் அனுபவத்தில் இருந்து தெரிந்து கொண்டேன்.

மரபுவழி மருத்துவங்களின் ஒவ்வொரு துறையிலும் தமிழகத்தில் எங்காவது பயிற்சி நடைபெற்றால் நான் ஆய்வுக்கூடத்தில் பணிபுரிந்த காலத்திலிருந்தே நானும், நண்பர் முருகனும் (அக்கு ஹீலர்) அங்கெல்லாம் செல்வது வழக்கம். அப்படித்தான் காந்த சிகிச்சை, எலக்ட்ரோ ஹோமியோபதி, மலர் மருத்துவம், பயோகெமிக் மருத்துவம், ரெய்கி ஹீலிங், பிரமிட் தெரபி. . இன்னும் பல சிகிச்சை முறைகளின் பயிற்சிகளுக்கு சென்று வந்தேன். நான் தமிழ்நாட்டில் நடைபெறும் பயிற்சிகளோடு நிறுத்திக் கொள்வேன். ஆனால் நண்பர் முருகன் ராணுவ மருத்துவக்குழுவில் பனியாற்றியதால் இந்தியா முழுவதும் நடைபெறும் மாற்று மருத்துவப் பயிற்சிகளிலும் கலந்து கொள்வார். (அவருடைய சான்றிதழ்கள், டிப்ளமோக்கள், பட்டங்கள், ஆராய்ச்சிப் பட்டங்கள் போன்ற சான்றிதழ்களை பார்த்துப் பார்த்துத்தான் ஏனக்கு மாற்று மருத்துவப் பயிற்சிகள் பற்றிய புரிதலும், சட்ட நடைமுறைகள் பற்றிய தெளிவும் ஏற்பட்டன).

நண்பர் முருகன் அவர்களோடு ஹீலர். போஸ் முகமது மீரா அவர்களின் அக்குபங்சர் கிளினிக்கிற்கு 2002 இறுதியில் சென்றேன். ஒரே ஒரு புள்ளியில் சிகிச்சை. ஆங்கில மருந்துகளை அறவே நிறுத்தி விடுதல். குணமடைந்தவர்களின் சொற்களைத் தவிர வேறு விளம்பரங்களே இல்லாத நிலை. டாக்டர் சகோதரர்களின் வரிகள் செயலாக மாறியிருந்ததைக் கண்டேன். என்னுடைய ஹோமியோபதி கிளினிக்கை தேனியில் முடித்து விட்டு, தினமும்

ஹீலர். போஸ் முகமது மீரா அவர்களை சந்திப்பதை வழக்கமாக்கிக் கொண்டேன். அப்படி ஒரு சந்திப்பில்தான் அக்குபங்சர் சிகிச்சை முறையை – பயிற்சியாக அளிக்க வேண்டியதன் அவசியத்தை உணர்ந்து கொண்டோம்.

கம்பம் அகாடமி ஆஃப் அக்குபங்சர் 2004 ஆம் ஆண்டில் தேனியில் துவங்கப்பட்டது. அதன் பிறகு டாக்டர்.ஃபஸ்லுர் ரஹ்மான் அவர்களிடம் ஏற்பட்ட சந்திப்பு, கம்பம் அகாடமியின் பயிற்சி மையங்கள் ஏழு இடங்களில் விரிவு பெற்றது, தமிழகம் முழுவதும் அக்குபங்சர் இல்லங்களின் பரவல், பயிற்சிக்கான மூன்று பல்கலைக்கழகங்களின் அங்கீகாரம், அக்குபங்சரில் துவங்கிய பட்டப்படிப்பு, வெளிநாடுகளிலும் ஒற்றைப் புள்ளி சிகிச்சை முறைக்கான வரவேற்பு... என்று தினசரி அற்புதங்களோடு தொடர்கிறது பயணம்.

இயற்கையோடு தொடரும் இனிய பயணத்தில் – ஓடி மறைந்த இறந்த நிமிடங்களை விட, நிகழில் தொடரும் நிமிடங்கள் உயர்ந்தவையாக இருக்கின்றன.

மரபுவழி வாழ்வியலைப் பின்பற்றுகிற அனைவருக்கும் நடைபெறுவதைப் போலவே - ஒவ்வொரு புதிய வினாடியும் இயற்கையின் ஒப்பற்ற ரகசியங்களோடு பின்தொடர்கிறது... என்னையும்.

- அக்கு ஹீலர்

ஒற்றைப் புள்ளி சிகிச்சை முறை
அக்குபங்சர் வரலாற்றின் வழியே ஓர் ஆய்வு

அறிமுகம்

உலக மரபுவழி மருத்துவங்களில் அக்குபங்சர் ஒரு தொன்மையான மருத்துவ முறையாகும். உலகம் முழுவதும் பின்பற்றப்படும் 104 மரபு வழி மருத்துவங்களில் மருந்தில்லா மருத்துவங்களின் தலைமை மருத்துவமாக அக்குபங்சர் விளங்குகிறது. "ஐக்கிய நாடுகள் சபையில் உள்ள 192 நாடுகளில் 178 நாடுகளும், உலக சுகாதார நிறுவனத்தில் உள்ள 129 நாடுகளில் 80 சதமான நாடுகளும் இப்போது அக்குபங்சரை அங்கீகரித்துள்ளன. ஒரு மருத்துவ முறை உலகெங்கும் இப்போது மிக வேகமாகப் பரவி வளர்ந்துள்ளதெனில் அது அக்குபங்சரே ஆகும்"[1] என உலக சுகாதார நிறுவனத்தின் பாரம்பரிய மருத்துவங்களுக்கான வியூகம்(2014-2023) எனும் அறிக்கை கூறுகிறது.

அக்குபங்சர் மருத்துவத்தின் தாய் நாடு எதுவென்ற விவாதங்கள் உலகம் முழுவதும் நடந்து கொண்டிருந்தாலும் கூட, சீனாவில் தான் அக்குபங்சர் தோன்றியிருக்க முடியும் என்பதை வரலாற்று ஆய்வாளர்களும், ஆதாரங்களும் நிரூபிக்கின்றன. கிமு.2697- 2596 வரை வாழ்ந்த சீனாவின் மஞ்சள் பேரரசர் ஹூவாங்- டி காலத்தில் தொகுக்கப்பட்ட "நெய்ஜிங்" நூல் அக்குபங்சர் வரலாற்றின் துவக்க காலத்தை உறுதி செய்கிறது.[2]

உடலின் இயல்பான இயக்கத்தில் உருவாகும் ஆற்றல் தடைதான் நோய் என்று கூறும் அக்குபங்சர், அந்தத் தடையை எளிமையாக நீக்கும் சிகிச்சையை முன்வைக்கிறது. உடலின் ஆற்றல் தடையையும் – தேவையையும் உணர்த்தும் நோயறிதல்

முறைகளையும், உடலில் இயற்கையாக அமைந்துள்ள அக்குபங்சர் புள்ளிகளைத் தூண்டும் சிகிச்சை முறைகளையும் கொண்டுள்ளது – அக்குபங்சர் மருத்துவம். [3]

இருவேறு சிகிச்சை முறைகள்

மரபு வழி மருத்துவங்கள் அனைத்துமே தத்துவ அடிப்படையில் ஒரே சிகிச்சை முறையைப் பரிந்துரைத்தாலும், நடைமுறையில் பயன்பாட்டு அடிப்படையில் சிகிச்சை முறைகள் வெவ்வேறு முறைகளாகப் பின்பற்றப் படுவதைப் பார்க்க முடியும். உதாரணமாக, ஹோமியோபதி மருத்துவத்தில் ஒரு நோயாளிக்கு ஒரு நேரத்தில் ஒரு மருந்து என்பதுதான் அடிப்படை ஹோமியோ தத்துவம். ஆனால், நடைமுறையில் ஒரே நோயாளிக்கு பல மருந்துகளை கலந்து கொடுக்கும் முறை உருவாகிவிட்டது. அதே போல, சித்த மருத்துவத்தில் நோயாளியின் உடல் நிலை அறிந்த பிறகு, அதற்கேற்றாற்போல மருந்துகளை தயாரிப்பதே பாரம்பரிய முறையாக இருந்தது. பிற்காலத்தில், தயார் செய்யப்பட்ட மருந்துகளை கலந்து நோயாளிகளுக்குக் கொடுப்பது நடைமுறையில் வந்து விட்டது. இப்படி, பல்வேறு மரபுவழி மருத்துவங்களில் இரு வகையான போக்குகள் உருவாவதும், நடைமுறையில் இருப்பதும் நாம் அறிந்த செய்திதான். [4]

இது அக்குபங்சர் மருத்துவத்திலும் நடைமுறையில் உள்ளது. அக்குபங்சர் தத்துவ அடிப்படையில் ஒரே ஒரு புள்ளியைத் தேர்வு செய்து சிகிச்சை அளிக்கும் ஒற்றைப் புள்ளி சிகிச்சை முறை, மற்றும் பயன்பாட்டு அடிப்படையில் நோய்களைப் பிரித்து, அதற்கேற்றாற்போல பல புள்ளிகளில் சிகிச்சை அளிக்கும் பல புள்ளி சிகிச்சை முறை – என இரு வேறு நடைமுறைகள் பின்பற்றப்படுகின்றன. [5]

சிகிச்சை அடிப்படையிலும், தத்துவ அடிப்படையிலும் பல புள்ளி சிகிச்சை சரியானதா? அல்லது ஒரு புள்ளி சிகிச்சை சரியானதா? என்று விவாதிப்பது கட்டுரையின் நோக்கம் அல்ல. ஒரு புள்ளி சிகிச்சை முறை கடந்த காலங்களில் பின்பற்றப் பட்டுள்ளதா என்பதை ஆராய்வதே இக்கட்டுரையின் நோக்கம்.

பலபுள்ளி சிகிச்சை முறை உலகம் முழுவதும் பெரும்பகுதி நாடுகளில் பின்பற்றப் படுவதாலும், [6] இணையதளம் மற்றும்

பெரும்பாலான நூல்கள் பலபுள்ளி சிகிச்சை பற்றியே பேசுவதாலும் அக்குபங்சர் என்ற சொல்லைக் கேட்டவுடன் பல புள்ளி சிகிச்சையே அனைவரின் நினைவுக்கும் வருகிறது. இப்படியான தற்காலப் புரிதல்களால், ஒற்றைப் புள்ளி சிகிச்சை என்பதே மிகவும் சமீபத்தில் கண்டுபிடிக்கப்பட்டதாக ஒரு கற்பனை சமகாலத்தில் நிலவி வருகிறது.

ஒற்றைப் புள்ளி சிகிச்சை என்பது அக்குபங்சரின் அடிப்படையான சிகிச்சை வழி முறையாகும். ஒற்றைப் புள்ளி சிகிச்சை முறை முற்காலங்களில் பின்பற்றப் பட்டிருப்பதற்கான ஆதாரங்களையும், சான்றுகளையும் தேடி இக்கட்டுரை மூலம் பயணிக்கலாம்.

யுனெஸ்கோ பரிந்துரை

2010 ஆம் ஆண்டில் உலக பாரம்பரியச் சின்னங்களில் ஒன்றாக அக்குபங்சர் மருத்துவத்தை அறிவிக்க வேண்டும் என்ற சீன அரசின் கோரிக்கையை ஏற்று ஐக்கிய நாடுகள் சபையின் அங்கமான யுனெஸ்கோ அங்கீகரித்தது.[7] இப்பரிந்துரையின் அங்கமாக, சீனாவில் இருக்கும் அனுபவம் வாய்ந்த பாரம்பரிய அக்குபங்சர் நிபுணர்கள் சிலரின் கடிதங்கள் இணைக்கப்பட்டிருந்தன.

80 வயதான மரபு வழி மருத்துவர் ஷெங் சின்னாங் தனது 10 ஆவது வயதிலிருந்து அக்குபங்சர் கற்றுக் கொண்டதாகக் குறிப்பிட்டுள்ளார். சீன அரசின் தேசிய மருத்துவ விருதினைப் பெற்றுள்ள அவர் தன் தந்தையிடம் இருந்து மூன்றே புள்ளிகளில் சிகிச்சை அளிக்கும் அக்குபங்சர் முறையைக் கற்றுக் கொண்டதாகக் கடிதத்தில் கூறியுள்ளார்.[8] அதே போல, 82 வயதான மரபு வழி மருத்துவர் ஹீ பூரன் தனது 60 வருட அக்குபங்சர் அனுபவத்தின் வழியாக மூன்று புள்ளி அக்குபங்சர் சிகிச்சையைப் பின்பற்றுவதாக பரிந்துரைக் கடிதத்தில் கூறியுள்ளார்.[9]

2009 ஆம் ஆண்டு ஐக்கிய நாடுகள் சபைக்கு சீனாவில் இருந்து அனுப்பப்பட்ட மரபு வழி மருத்துவர்களின் பரிந்துரைக் கடிதங்கள் ஐந்து.[10] அதில் இரண்டு மருத்துவர்கள் மூன்று புள்ளி சிகிச்சை முறையைப் பின்பற்றுவதாகத் தெரிவித்துள்ளனர். உலகம் முழுவதும் அக்குபங்சர் மருத்துவம் என்றாலே, உடல் முழுவதும் ஊசிகளைச் செலுத்தி சிகிச்சை அளிக்கும் முறையாகவே அக்குபங்சர் அறியப்பட்டிருக்கிறது. இதே நிலைதான் சீனாவிலும் இருக்கிறது.

சாதாரணத் தொந்தரவுகளுக்குக் கூட, பத்து ஊசிகளில் துவங்கி ஐம்பது ஊசிகள் வரை உடலில் செலுத்தி சிகிச்சை அளிக்கும் பல புள்ளி சிகிச்சை முறை[11] பின்பற்றப்படும் சீனாவில் மூன்று புள்ளி சிகிச்சை சுமார் 70 – 80 ஆண்டுகளுக்கு முன்பு தீவிரமாகப் பின்பற்றி வந்ததை மரபு வழி மருத்துவர்களின் கடிதங்கள் மூலம் அறிய முடிகிறது. மிகக் குறைந்த புள்ளிகளைக் கொண்டு சிகிச்சை அளிப்பது உயர் நிலை சிகிச்சை என்ற கருத்தை இக்கடிதங்களின் மூலம் புரிந்து கொள்ள முடியும்.

நியூயார்க் டைம்ஸ் பத்திரிகையும், அக்குபங்சரும்

1971 இல் அமெரிக்க அதிபர் நிக்சன் சீனாவிற்கு சுற்றுப் பயணம் செய்த போது அவருடன் சென்ற ஊடகவியல் குழுவில் சென்றவர் – ஜேம்ஸ் ரெஸ்டன்.[12] இவர் நியூயார்க் டைம்ஸ் பத்திரிகையின் முதன்மை செய்தியாளர். குடல்வால் அறுவை சிகிச்சை செய்த பிறகு ஏற்பட்ட கடும் வயிற்று வலியால் அவதிப்பட்டார் ரெஸ்டன். சீன மருத்துவமனையில் பணிபுரிந்த அக்குபங்சர் மருத்துவர் லீ சாங் யுவான் தனக்கு சிகிச்சை அளித்ததாகவும், தன்னுடைய வயிற்று வலி முற்றிலும் சரியாகி விட்டதாகவும் தெரிவித்துள்ளார் ஜேம்ஸ் ரெஸ்டன்.[13]

ரெஸ்டனுடைய அக்குபங்சர் தொடர்பான கட்டுரைகள் நியூயார்க் டைம்ஸ் பத்திரிகையில் வெளியான பிறகுதான் அமெரிக்காவில் அக்குபங்சர் மருத்துவம் பற்றிய செய்திகள் பரவின. அமெரிக்க அக்குபங்சர் வரலாற்றில் ரெஸ்டன் மிக முக்கிய நபராகக் கருதப்படுகிறார்.[14]

இவருடைய கட்டுரையில் அக்குபங்சர் சிகிச்சை பற்றி குறிப்பிடப்பட்டுள்ள வரிகள் முக்கியமானவை "அக்குபங்சர் மருத்துவர் முழங்கால் பகுதியில் மூன்று இடங்களில் ஊசியைச் செலுத்தி சிகிச்சை அளித்தார்" என்று குறிப்பிட்டுள்ளார் ரெஸ்டன்.[15]

மூன்று புள்ளிகள் மூலமாக சிகிச்சை பெற்ற ரெஸ்டனின் கட்டுரைகள் வழியாக அக்குபங்சர் மருத்துவத்தைப் பற்றித் தெரிந்து கொண்ட அமெரிக்காவில் பின்பற்றப்படும் முறை மூன்று புள்ளி சிகிச்சை முறை அல்ல, பல புள்ளி சிகிச்சை முறை என்பதையும் நாம் கவனத்தில் கொள்ள வேண்டும்.

ஆக, பல ஊசி சிகிச்சை மிகப் பரவலாகப் பின்பற்றப்படும் இக்காலத்திலும் மிகக் குறைந்த ஊசிகளைக் கொண்டு சிகிச்சை அளிக்கப்படுவது உயர் நிலை சிகிச்சை என்று கருதும் புரிதல் இருந்து கொண்டிருக்கிறது.

யுனெஸ்கோ கடிதங்களின் வழியாகவும், ஜேம்ஸ் ரெஸ்டனின் கட்டுரை வழியாகவும் 1970 – 2010 காலங்களில் மிகக் குறைந்த புள்ளிகளில் அளிக்கப்படும் சிகிச்சை மீதான மனப்போக்கினை நாம் புரிந்து கொண்டால், சீனாவின் அக்குபங்சர் வரலாற்றில் ஒற்றைப் புள்ளி சிகிச்சை இருந்திருக்கும் எனும் முடிவிற்கு நாம் வர முடியும்.

சீனாவில் ஒற்றைப் புள்ளி சிகிச்சை முறை

"ஒரே ஒரு புள்ளியின் மூலம் ஆயிரக்கணக்கான நோய்களைக் குணப்படுத்த முடியும்" என்பது சீனப் பழமொழி.[16] சீன அரசால் மாஸ்டர் ஆஃப் அக்குபங்சர் என்று பாரட்டப்பெற்றவர் டாக்டர். உ வேய் பிங்.[17] அவருடைய புகழ் பெற்ற வரிகளை டாக்டர் சகோதரர்கள் டாக்டர். ஃபஸ்லுர் ரஹ்மான், டாக்டர்.சித்திக் ஜமால் ஆகியோர் குறிப்பிடுகின்றனர்[18] "ஒரே ஒரு புள்ளியின் மூலம் பத்தாயிரத்திற்கு அதிகமான நோய்களைக் களைய முடியும்". டாக்டர் உ வேய் பிங்கின் இந்த வரிகளே அக்குபங்சர் மருத்துவத்தில் தங்கள் பயணத்திற்கான தூண்டுகோல் என்று குறிப்பிடுகின்றனர் டாக்டர் சகோதரர்கள்.

பேராசிரியர். டாக்டர்.ஜின் கே யூ எழுதிய "ஒரு ஊசி ஒரு சிகிச்சை" (2010)[19] நூலும், டாக்டர். வெய் சீ யங் எழுதிய "ஒற்றைப் புள்ளி சிகிச்சை"(2018)[20] நூலும், டாக்டர். லியூ ஜோ மற்றும் சென் ஹுவா எழுதிய "ஒரு புள்ளி" நூலும் (2010)[21] சமகாலத்தில் ஒரு புள்ளி சிகிச்சை முறை சீனாவில் இருப்பதை உறுதிப்படுத்துவதற்கான உதாரணங்களாகும்.

இப்போதும் சீனாவின் மரபு வழி அக்குபங்சர் மருத்துவர்கள் ஒற்றைப் புள்ளி சிகிச்சை முறையைப் பின்பற்றி வருவதை செய்திகள் வழியாக அறிந்து கொள்ள முடியும்.

சீனாவில் இருந்து ஜப்பானுக்கு

அக்குபங்சர் சிகிச்சை முறை ஜப்பானில் பரவலாகப் பயன்படுத்தப்பட்டு வருகிறது. ஜப்பான் அக்குபங்சர் வரலாறு ஏழாம் நூற்றாண்டில் இருந்து துவங்குகிறது.

சீன புத்த மதத்துறவி சென் ஜென் ஜப்பானில் அக்குபங்சர் மருத்துவத்தைக் கற்றுத் தந்ததாக ஜப்பான் அக்குபங்சர் வரலாறு கூறுகிறது.[22] சுமார் 1300 ஆண்டுகளுக்கு முன்பே ஜப்பானில் அக்குபங்சர் மிக மெதுவாகப் பரவத் துவங்கியிருக்கிறது. பாரம்பரிய அக்குபங்சர் சிகிச்சை முறைகளில் மிக உயர்ந்த முறையாக டான்ஷி[23] அக்குபங்சர் முறை குறிப்பிடப்படுகிறது.

டான்ஷி என்றால் ஜப்பான் மொழியில் உயர்ந்த முறை என்று பொருள். டான்ஷி முறையின் சிகிச்சை முறையே – ஒரு புள்ளியைத் தேர்வு செய்வதுதான். ஒரே ஒரு புள்ளியை சரியாகத் தேர்வு செய்து, சிகிச்சை அளிக்கும் போது உயிர்ச் சக்தியில் மாற்றத்தை உருவாக்குவதாக டாக்டர்.குய் குவாஹரா குறிப்பிடுகிறார்.[24]

சீனாவின் சமீப கால நூல்கள், ஜப்பானில் பின்பற்றப்படும் டான்ஷி முறை இவற்றின் மூலம் ஒற்றைப் புள்ளி சிகிச்சை முறை சீனாவில் இருந்து ஜப்பானுக்கு சுமார் 1300 ஆண்டுகளுக்கு முன்பே பரவியிருக்கிறது என்பதை அறிந்து கொள்ளலாம். கட்டுரையின் முதல் பகுதியில் சீனாவில் ஒற்றைப் புள்ளி இருந்திருக்கலாம் என்ற முடிவினை, உறுதி செய்யும் ஆவணங்களாக சீன நூல்களும், ஜப்பானின் டான்ஷி முறையும் உள்ளன.

இருபதாம் நூற்றாண்டில் ஒற்றைப் புள்ளி சிகிச்சை

இந்தியாவில் அக்குபங்சர் அறிமுகமானது ஆதாரங்களின் அடிப்படையில் இருபதாம் நூற்றாண்டு என அறிய முடிகிறது. டாக்டர் ஆண்டன் ஜெயசூர்யா அவர்களின் தமிழக வருகை மூலமாகவும், அதற்கு சில ஆண்டுகளுக்கு முன்பு டாக்டர். பி.கே பாசு மேற்கு வங்கம் வழியாகவும் 1960 – 70 கால கட்டத்தில் அக்குபங்சர் இந்தியாவில் அறிமுகமாகிறது.

இந்தியாவிற்கு அறிமுகமான அக்குபங்சர் என்பது சீனாவில் பரவலாகப் பின்பற்றப்பட்டுக் கொண்டிருந்த பல புள்ளி சிகிச்சை

முறைதான். அக்குபங்சரின் இந்தியத் துவக்க காலம் ஒற்றைப் புள்ளி சிகிச்சை முறையை அறிந்திருக்கவில்லை. 1984 இல் டாக்டர். ஃபஸ்லுர் ரஹ்மான், டாக்டர். சித்திக் ஜமால் ஆகியோரின் வருகைக்குப் பிறகுதான் ஒற்றைப் புள்ளி சிகிச்சை முறை இந்தியாவில் அறிமுகமாகிறது.

டாக்டர். உ வேய் பிங் அவர்களின் கூற்றால் ஈர்க்கப்பட்ட டாக்டர் சகோதரர்கள் ஒரு புள்ளி சிகிச்சையை தத்துவங்களின் அடிப்படையில் தேடி, பல ஆண்டு ஆய்வுகளுக்குப் பின்பு மீட்டுருவாக்கம் செய்கிறார்கள். டாக்டர் சகோதரர்களின் வழியாக ஒற்றைப் புள்ளி சிகிசை முறை இந்தியாவிற்கு அறிமுகம் ஆகிறது.

இதன் வழியாகவே தென் இந்தியா முழுவதும் ஒற்றைப் புள்ளி சிகிச்சை முறை பரவலாக அறியப்பட்டது.

தமிழகத்தில் ஒற்றைப் புள்ளி சிகிச்சை முறை

அக்குபங்சர் மருத்துவம் இந்திய அரசால் சிகிச்சை முறையாக 2003 இல் அங்கீகரிக்கப்பட்ட பிறகு, இந்தியா முழுவதும் பல பல்கலைக்கழகங்கள் அக்குபங்சர் மருத்துவத்தை பாடமாகக் கற்பிக்கின்றன.

சமகாலத்தில் அக்குபங்சர் சிகிச்சை முறையிலும், நடைமுறையிலும் ஒற்றைப் புள்ளி சிகிச்சை முறையின் தாக்கம் இருப்பதை பல தமிழகப் பல்கலைக்கழகங்கள் ஒற்றைப் புள்ளி சிகிச்சை முறையை பாடத்திட்டமாக வைத்திருப்பதில் இருந்து அறிந்து கொள்ள முடியும்.

தமிழ்நாடு திறந்த நிலைப் பல்கலைக்கழகம், பெரியார் மணியம்மை நிகர்நிலைப் பல்கலைக்கழகம், தமிழ்ப் பல்கலைக்கழகம், பாரதியார் பல்கலைக்கழகம், அழகப்பா பல்கலைக்கழகம் ஆகிய பல்கலைக்கழகங்களின் அக்குபங்சர் பாடத்திட்டங்கள் ஒற்றைப் புள்ளி சிகிச்சை முறையை அடிப்படையாகக் கொண்டே உருவாக்கப்பட்டுள்ளன.

1. தமிழகத்தில் இயங்கும் அக்குபங்சர் சிகிச்சை மையங்களில் அக்குபங்சர் இல்லம் என்ற பெயரில் இயங்கும் முந்நூறுக்கும் மேற்பட்ட சிகிச்சை மையங்கள் ஒற்றைப் புள்ளி சிகிச்சையைப் பின்பற்றுகின்றன.[25]

2. தென்னிந்தியாவில் இயங்கும் அக்குபங்சர் மருத்துவர்கள் அமைப்புகளில் அக்குபங்சர் ஹீலர்கள் கூட்டமைப்பு (இந்தியா), தமிழ்நாடு அக்குபங்சர் அமைப்பு, அக்குபங்சர் சிகிச்சையாளர்கள் சங்கம் போன்ற அமைப்புகளின் ஆயிரக்கணக்கான உறுப்பினர்கள் ஒற்றைப் புள்ளி சிகிச்சையாளர்களாக இருக்கின்றனர். [26]

... இவற்றின் மூலம் சமகாலத்தில் அக்குபங்சர் மருத்துவத்தில் ஒற்றைப் புள்ளி சிகிச்சையின் தாக்கம் சிறப்பாகக் குறிப்பிடும் அளவில் இருப்பதை நாம் அறிந்து கொள்ள முடியும்.

நிறைவாக...

ஒற்றைப் புள்ளி சிகிச்சை என்பது சீனாவில் இருந்த மரபு வழி அக்குபங்சரின் உயர் நிலை சிகிச்சை முறையாகும். சுமார் 1300 ஆண்டுகளுக்கு முன்பு ஜப்பானில் அறிமுகமான அக்குபங்சர் முறையில் ஒற்றைப் புள்ளி சிகிச்சை முறை பின்பற்றப்பட்டிருக்கிறது. பிற்காலத்தில், தத்துவப் புரிதலில் ஏற்பட்ட மாற்றம் காரணமாக ஒற்றைப் புள்ளி சிகிச்சை முறை படிப்படியாக மறைந்தது.

இந்தியாவில் மீட்டுருவாக்கம் செய்யப்பட்ட ஒற்றைப் புள்ளி சிகிச்சை முறை, இருபத்தியொன்றாம் நூற்றாண்டில் உலக அளவில் பல நாடுகளில் ஆங்காங்கே பின்பற்றப்பட்டாலும் கூட, இந்தியாவில் – குறிப்பாக தமிழகத்தில் மிகப் பரவலாகப் பின்பற்றப்படுகிறது.

ஒற்றைப் புள்ளி சிகிச்சை என்பது அக்குபங்சரின் ஒரு புதிய சிகிச்சை உத்தி அல்ல. அது அக்குபங்சர் உயர் நிலை சிகிச்சை முறையும், வரலாற்றுத் தொடர்ச்சியும் ஆகும்.

மேற்கோள் ஆவணங்கள்

1. உலக சுகாதார நிறுவனத்தின் பாரம்பரிய மருத்துவங்களுக்கான வியூகம் (2014-2023).

2. மரபுமுறை அக்குபங்சர் (நூல்), முதல் பதிப்பு ஜூலை 2006, மகி ராமலிங்கம், மரபுமுறை அக்குபங்சர் கவுன்சில்.

3. அக்குபங்சர் நல்வாழ்வின் அறிவியல் (நூல்), முதல் பதிப்பு 2016, மணிமேகலைப் பிரசுரம்.

4. Leaders in Homoeopathic Therapeutics (Book), Fifth Edition 2005, Dr.E.B.Nash, B.Jain Publishers.

5. அக்குபங்சர் பயன்பாட்டியல் (பாடநூல்), முதல் பதிப்பு 2014, தமிழ்ப் பல்கலைக்கழகம், புத்துயிர் பதிப்பகம்.

6. அக்குபங்சர் / அக்குபிரஷர் சிகிச்சை முறைகள் (பாடநூல்), முதல் பதிப்பு 2016, தமிழ்நாடு திறந்தநிலைப் பல்கலைக்கழகம்.

7. Acupuncture takes stab at UNESCO list (Article), China Today 12.11.2010, Shan Juan.

8. Voluntary Approval Declaration (Letter), Nov.10, 2010, Cheng Xinnong, China Association of Acupuncture and Moxibustion.

9. Voluntary Approval Declaration (Letter), Nov.10, 2010, He Puren, China Association of Acupuncture and Moxibustion.

10. Voluntary Approval Declarations (Document), Dec.01, 2010, Government of P.R.China.

11. Clinical Acupuncture (Book), 25th Edition 2014, Anton Jayasuriya, B.Jain Publishers.

12. Reston Helped Open a door to Acupuncture (Article), Dec.14, 1995, Archives, The New York Times.

13. Now About My operation in peking (Article), Jul.26, 1971, James Reston, New york Times.

14. Reston Helped Open a door to Acupuncture (Article), Dec.14, 1995, Archives, The New York Times.

15. Now About My operation in peking (Article), Jul.26, 1971, James Reston, New york Times.

16. Chinese Acupuncture (Book), Re edition 1962, Wu Wei ping, TBS The Book Service Ltd.

17. அக்குபங்சர் வரலாறும் தத்துவங்களும் (பாடநூல்), முதல் பதிப்பு 2014, தமிழ்ப் பல்கலைக்கழகம், புத்துயிர் பதிப்பகம்.

18. புதிய அக்குபங்சர் (நூல்), மறு பதிப்பு (2015), டாக்டர்.ஃபஸ்லுர் ரஹ்மான், ஹெல்த் டைம் பப்ளிகேஷன்.

19. One Needle One Treatment (Book), First Edition 2010, Jink e yu, Foreign Languages Press.

20. One Needle Therapy (Book), First Edition 2018, Dr.Wei- chieh Young,Americal Chinese medicine cultural center.

21. Single Point (Book), First Edition 2010, Lin Zhao, Zhou Chen hua, Foreign Languages Press.

22. Chinese, Japanese is Acupuncture All the same? (Article), News page of Pacifica college of Oriental medicine, www.pacificcollege.edu

23. Tanshi -Single Needle Technique (Article), 2010, Koei Kuwahara, New England school of Acupuncture.

24. Tanshi -Single Needle Technique (Article), 2010, Koei Kuwahara, New England school of Acupuncture.

25. Acu home website, 2018, Federation of Acupuncture Homes, www.acuhome.org

26. Annual Report, 2019, Acupuncture Healers Federation (India).

யாருக்கோ கட்டிய வீடு

அமெரிக்க தமிழ் நாவல் குறித்த மதிப்புரை

1940-களில் பெங்காலி மொழியில் தாராசங்கர் பந்த்யோபத்யாய அவர்களால் எழுதப்பட்ட "ஆரோக்கிய நிகேதனம்" இந்திய நாவல்களில் மிக முக்கியமானது. இந்நாவலுக்காக தாராசங்கர் ரவீந்திர புரஸ்கார் மற்றும் சாகித்ய அகாடமி விருதுகளைப் பெற்றார்.

இந்த செய்திக்கும், "யாருக்கோ கட்டிய வீடு" நாவலுக்கும் என்ன தொடர்பு? என்று தானே யோசிக்கிறீர்கள். மிக முக்கியமான தொடர்பு ஒன்று உண்டு.

1970 -களில் தமிழில் மொழிபெயர்க்கப்பட்ட ஆரோக்கிய நிகேதனம் நாவல் – மருத்துவம் சார்ந்த ஒரு விவாதத்தை முன்வைக்கிறது. ஆங்கிலேயர் ஆட்சிக் காலத்தில் ஆங்கில மருத்துவம் நம் நாட்டிற்குள் அடியெடுத்து வைத்தது. அக்காலத்தில் இந்தியாவில் பின்பற்றப்பட்டு வந்த சித்த, ஆயுர்வேத மருத்துவங்களின் நிலை என்ன என்பதை ஆரோக்கிய நிகேதனம் 600 பக்கங்களில் விவரிக்கிறது. ஜீவன் மஷாய் என்ற ஒரு ஆயுர்வேத மருத்துவரின் கதை வழியாக நகர்கிற நாவல், அவர் மனநிலையின் வழியே ஆங்கில மருத்துவத்தின் வருகையையும், அதன் மேல் ஏற்பட்ட அச்சத்தையும், இந்திய மருத்துவங்களின் குழப்பத்தையும் முன்வைக்கிறது.

ஆங்கில மருத்துவம் இந்தியாவிற்குள் நுழைந்த காலத்தின் மனநிலையை தாராசங்கர் பிரதிபலித்தார் – ஆரோக்கிய நிகேதனத்தின் வழியாக. இப்போது சுமார் எழுபது ஆண்டுகளுக்குப் பின்பு, ஆங்கில மருத்துவத்திற்கு எதிரான குரல்கள் எழத்

துவங்கியிருக்கும் இக் காலத்தில், மரபு வழி மருத்துவங்களின் தேவையை உலக மக்கள் உணர்ந்து வரும் இக்காலத்தில் அமர்நாத் அவர்கள் யாருக்கோ கட்டிய வீட்டின் மூலம் இன்னொரு விவாதத்தை முன்வைக்கிறார்.

இரண்டு நாவல்களுக்குமிடையில் உள்ள இந்த எழுபது ஆண்டுகளில் எதை எதை இழந்திருக்கிறோம்? எதை எதை பெற்றிருக்கிறோம்? வாழ்வியல் கூறுகளின் நிலை என்ன? போன்ற பல்வேறு விஷயங்களையும், கேள்விகளையும் எளிமையான மொழியில் நம்மை நோக்கி வீசுகிறது – யாருக்கோ கட்டிய வீடு.

அதிலும், அமெரிக்க சூழலில் வாழும் இந்திய பெண்ணின் மனநிலையில் எழுதப் பட்டிருக்கும் இந்நாவல் – நம் கண்களுக்கு முன்னால் அமெரிக்க வாழ்வை காட்சிப் படுத்துகிறது. நூற்றுப் பத்து பக்கங்களில் நம் முன்னோர்களின் நூற்றாண்டு கடந்த வாழ்வை நினைத்துப் பார்க்க வைக்கிறது.

நம் தாத்தாக்களும், பாட்டிகளும் நூறு வயதினைக் கடந்து வாழ்ந்த அனுபவ வரலாற்றை மறந்து விட்டு, யாரோ எழுதி வீசி விட்டுப் போன பாடநூல்களைச் சுமந்து கொண்டிருக்கிறோம். பாடநூல் நமக்கு போதிக்கிறது 1800 களில் இந்தியனின் சராசரி வயது முப்பத்தி இரண்டு என்று. முப்பத்தி இரண்டு வயதில் நம் தாத்தாக்கள் மாண்டு போயிருந்தால், இன்றைய மக்கள் தொகைப் பெருக்கம் எப்படி சாத்தியமாகியிருக்கும்?

சாப்பிடுவது எப்படி? உட்காருவது எப்படி? தண்ணீர் குடிப்பது எப்படி? என்று ஒவ்வொரு நடவடிக்கைக்கும் இலக்கியம் படைத்தவர்கள் நம் முன்னோர்கள். இன்று வாழ்வதற்கும், சாப்பிடுவதற்கும், உறங்குவதற்கும், குழந்தை வளர்ப்பதற்கும் பயிற்சி தேவைப்படுகிறது.

“கண்களின் கோளாறுக்கு கண்ணாடி அணிவது போல மூளையின் கோளாறுக்கு மருந்து” என்ற முழக்கத்தை முன்வைத்து தன் வணிகத்தை நம் குழந்தைகள் வரை நீட்டித்து இருக்கிறது கார்ப்பரேட் மருத்துவம். கோடிக்கால் பூதத்தின் ஆளுகைக்குள்ளும், ஆக்டோபசின் கரங்களுக்குள்ளும் சிக்காமல் கூட தப்பிவிடலாம் போலிருக்கிறது... மருத்துவ வணிகர்களின் தந்திரங்களைப் பார்க்கும் போது.

குழந்தை சுவர்களில் சித்திரம் வரைந்து சுறுசுறுப்பாக இருந்தால் ஒரு பெயர் தருகிறார்கள் – "ஹைப்பர் ஆக்டிவ்". ஒன்றும் செய்யாமல் சும்மா அமர்ந்து கொண்டிருந்தால் இன்னொரு பெயர் வைக்கிறார்கள் "மந்தத் தன்மை". குழந்தைகள் எப்படித்தான் இருக்க வேண்டும்?

மூளை வளர்ச்சி குறைபாடு / மிகைபாடு என்று அழைக்கப்படும் "ஆட்டிசம்" நம் குழந்தைகளுக்கும் இருக்கிறதா? என்ற சந்தேகத்தை நம் மனதில் விதைத்து, நோயாளிக் குழந்தைகளாக நம் குழந்தைகளை பார்க்க வைப்பதில் துவங்குகிறது மருத்துவத்தின் வணிகம். ஆட்டிசம் நோயைக் கண்டுபிடிக்க 32 அடையாளங்களை வெளியிட்டிருக்கிறார்கள் கம்பெனி விஞ்ஞானிகள். அதில் ஒன்று – ஒரு பொருளை வேறு மாதிரியாகப் பயன்படுத்துவது.

அதற்கு ஒரு உதாரணத்தையும் தந்திருக்கிறார்கள். ஒரு தண்ணீர் வைக்கும் பானையை ஒரு குழந்தை விளையாட்டுப் பொருளாக மாற்றினால் – அது ஆட்டிசத்தின் அறிகுறியாம். இதைக் கேட்கும் போது என்ன தோன்றுகிறது?

ஒரு குழந்தை – குழந்தைத் தன்மையோடு இருப்பதே நோய்தான் என்று சொல்ல வருகிறார்கள். சட்ட சபைகளில் பேசுவதற்கு பயன்படும் மைக்கை, வீசுவதற்குப் பயன்படுத்துபவர்கள் இந்த நோய் தாக்கப்பட்டவர்களாக இருப்பார்களோ?

மருத்துவ வணிகத்திற்கு பலவிதமான கோர முகங்கள் இருந்தாலும், நம் குழந்தைகளைச் சுற்றி பின்னப்படுகிற நோய் வலை மிக முக்கியமானது. ஒரு சாதாரண ஆணையோ, பெண்ணையோ வைத்து மருத்துவ வணிகம் பற்றி ஒரு கதை சொன்னால் அது ஒரு மோசடி மருத்துவரின் கதையாக மட்டுமே இருக்கும். ஆனால், ஒரு குழந்தையை வைத்து கதை முன்வைக்கப்படும் போது மருத்துவ வணிகத்தை மட்டுமல்லாமல் – பண்பாடு குறித்தும், நம் குழந்தை வளர்ப்பு முறைகள் குறித்தும், கல்வி குறித்தும், முழுமையான வாழ்வு குறித்தும் பேசுவதற்கான வாய்ப்பை வழங்குகிறது.

நாவலாசிரியர் அமர்நாத் அவர்கள் தன் நாவலை குழந்தைகளை மையமாக வைத்து கதையை நகர்த்திச் செல்வது ஆகச்சிறந்த உத்தி. குழந்தைகளின் எதிர்காலத்திற்காக என்று நமது சொந்த ஊரை விட்டு, புலம் பெயரத் தயாராகும் மனநிலையை உருவாக்குவது எது? நமக்குக் கிடைக்காதது நம் குழந்தைகளுக்கு கிடைக்க வேண்டும் என்ற விருப்பத்தின் வழியாக, நமக்கு கிடைத்த பல

நல்ல விஷயங்களை நம் குழந்தைகளுக்கு கிடைக்க விடாமல் செய்கிறோமோ? என்ற கேள்வியை நாவல் எழுப்பிக்கொண்டே இருக்கிறது.

அமெரிக்க சூழலில் வாழும் இந்தியப் பெண்ணின் வழியாக, அவர்கள் குடும்பத்தின் வழியாக பல அழுத்தமான கேள்விகளை முன்வைக்கிறது யாருக்கோ கட்டிய வீடு. பொம்மி, சரவணப்ரியா கதாபாத்திரங்களுக்கு இடையேயுள்ள நட்பு, அவர்களுக்குள் மறைவாக இழையோடிக் கொண்டிருக்கும் வாழ்வு குறித்த கருத்தொற்றுமை... என ஒவ்வொரு பாத்திரமும் தேர்ந்த படைப்பாக வெளிப்பட்டிருக்கிறது.

நவீனகால சராசரி வாழ்வுக்குள் அடியெடுத்து வைக்கும் பொம்மியும், அவளைச் சுற்றி நடக்கும் புயல் வேக மாறுதல்களும் நம்மை அச்சம் கொள்ளச் செய்கின்றன. எங்கு போய் முடியுமோ? எனமனம் பதைக்க வைக்கிறது.

ஒவ்வொரு பாத்திரம் பற்றியும் இப்படி எழுதத் துவங்கினால், முழு நாவலும் முன்னுரை வழியாகவே வெளிப்பட்டு விடும் ஆபத்து இருப்பதால் ஒரே ஒரு விஷயத்தை மட்டும் இங்கு சொல்லிவிட்டு, முடித்துக் கொள்ளலாம்.

மேலே கூறப்பட்ட பல்வேறு கோணங்களில் இந்நாவல் பயணப்படுவதோடு, இன்னொரு விதத்திலும் இது முக்கியத்துவம் பெறுகிறது.

ஒரு நிலையிலிருந்து இன்னொரு நிலைக்குச் செல்லும் குடும்ப மாறுதல்களை நுட்பமாக பதிவு செய்திருப்பது யாருக்கோ கட்டிய வீட்டின் இன்னொரு சிறப்பு. ஏழையாக இருக்கும் ஒரு குடும்பம் நடுத்தர குடும்பமாக மாறும் போதும், சாதாரண நடுத்தர வகுப்பில் இருந்து – மேல் தட்டு நடுத்தர வகுப்பாக மாறும் போதும் ஏற்படும் நிலைமாற்றத்தை, சூழல் மாற்றத்தை சமகால இலக்கியங்கள் சரிவரப் பதிவு செய்ய வில்லை என்றே சொல்லலாம்.

பொருளாதார சூழல் அதிவேக மாறிக் கொண்டிருக்கும் சூழலில், செவ்வாய்க்கு செயற்கைக் கோள் அனுப்புவதையும், கழிவறை கட்டும் சுத்தமான இந்தியா பற்றியும் ஒரே நேரத்தில் பேசிக் கொண்டிருக்கும் விசித்திரமான முரண்களைக் கொண்டது நம் பொருளாதார வளர்ச்சி. இதற்கு முன்பு, பொருளாதாரத்தில் பாய்ச்சல் மாற்றம் எப்போதும் ஏற்பட்டதில்லை என்றே

சொல்லலாம். அந்த அளவிற்கு கட்டுப்படுத்தப்படாத உடனடி பொருளாதார மாற்றம் ஒரு குடும்பத்தில் எவ்வாறு பிரதிபலிக்கிறது என்பதை சமகால இலக்கியங்கள் பதிவு செய்வது அவசியம் என்று கருதுகிறேன். அதனையும் சிறப்பான முறையில் நிறைவேற்றியிருக்கிறார் நாவலாசிரியர்.

நூல் விவரம்:

யாருக்கோ கட்டிய வீடு (நாவல்)
அமர்நாத்
வெளியீடு: அன்னை ராஜேஸ்வரி பதிப்பகம், சென்னை.

உங்கள் குழந்தை யாருடையது...?
கட்டுரை நூலின் மதிப்புரை

நம்முடைய குழந்தை வளர்ப்பு முறை எப்படி இருக்கிறது...?

கிராமங்களில் கோழி முட்டைகளை சேகரித்து, பின்பு அதனை கோழிக்குஞ்சுகளாக பொறிக்க வைப்பதற்கு அடை வைத்தல் என்று பெயர். ஒரு கோழி பல முட்டைகளின் மீது அடை படுத்து, குறிப்பிட்ட நாட்களில் முட்டைக்குள்ளிருக்கும் கரு - உருவாகி, வளர்ந்து சின்னஞ் சிறு கோழிகளாக வெளிவர உதவி செய்யும். அப்படி, பல கோழிக்குஞ்சுகள் பிறந்து நம் கண்முன் உலாவும் போது பார்க்கவே அழகாக இருக்கும். அதில் மிகவும் அதிகமாக நம்மை ஈர்க்கும் ஒரு கோழிக்குஞ்சை நாம் கையில் எடுத்து வைத்து, அதனை தடவிக் கொடுத்து தினமும் சிறப்பாக கவனித்து வந்தால் அதற்கு பெயர் என்ன தெரியுமா...? சிறப்பு கவனம் பெற்ற அந்த கோழிக்குஞ்சு என்ன ஆகும் என்று கேள்விப்பட்டிருக்கிறீர்களா...?

நம்மால் கூடுதல் கவனத்தோடும், அதிக அக்கறையோடும் பராமரிக்கப்பட்ட கோழிக்குஞ்சுக்கு கிராம மக்கள் வைத்திருக்கும் சிறப்பு பெயர் - பிடி குஞ்சு. தொடர்ந்து நம் பராமரிப்பில் வளர்ந்து பழகிய அந்த சின்னஞ்சிறிய உயிர், அதனுடன் பிறந்த மற்றவற்றைப் போல இயல்பாக இருக்காது. அது நம் சூட்டின் தேவையோடும், மனிதனை அண்டிப்பிழைக்கும் தன்மையோடும் வளர்கிறது. பல நாட்கள் கழித்து மொத்த கோழிக்குஞ்சுகளையும் கவனித்தால் நாம் சிறப்பாக பராமரித்த ஒன்று மட்டும் முழு வளர்ச்சியடையாமலும், மற்ற குஞ்சுகளோடு இணையாமலும் தனித்து இருப்பதைப் பார்க்க முடியும். இப்படி வளர்க்கப்படும் கோழிக்குஞ்சுகள் சில மாதங்களிலேயே இறந்து போய் விடும் என்பது கோழிகளோடு பழகிய ஒவ்வொரு கிராமத்து மனிதனுக்கும்

தெரியும். ஒரு கோழிக்குஞ்சை தனிமைப்படுத்தி, உடல் வளர்ச்சியைக் குறைத்து, இறுதியில் மரணமடைய வைப்பதற்கு ஒரே ஒரு காரணம் தான் - கூடுதல் பராமரிப்பு.

இது கோழிகளில் மட்டுமல்ல. சிறப்பு கவனிப்பு என்ற பெயரில் பெற்றோர்களின் இளஞ்சூட்டின் பாதுகாப்பிலேயே வளர்க்கப்படும் குழந்தைகள் இந்த சமூகத்தோடு இணையாமல் தனித்து இருப்பதையும், எப்போதும் தன்னை கவனித்துக் கொள்ள ஒரு நபரைத் தேடிக் கொண்டிருப்பதையும் பார்த்தால் மனிதர்களுக்கும் பொருந்தும் என்பதைப் புரிந்து கொள்ள முடியும். தனித்து இயங்கி பழக்கப்படாத, நம்மால் பயிற்றுவிக்கப்பட்ட பொருள் தேடும், இயந்திரங்களாகவே நவீன உலகின் குழந்தைகளை நாம் தயாரிக்கிறோம். இப்படி சிறப்பு பராமரிப்பில் உருவாக்கப்படும் குழந்தைகள் உலகத்தோடு தன்னை தகவமைத்துக் கொள்ளும் திறனைப் பெறுவதில்லை.

- இதுதான் நம் குழந்தை வளர்ப்பின் உண்மை நிலை.

குழந்தை வளர்ப்பில் ஒழுக்கத்தைக் கற்றுக் கொடுக்க நாம் கடைபிடிக்கும் முறை என்ன?

ஒரு குழந்தை ஒரு தவறைச் செய்கிறது. அது தவறு என்று தெரியாமல் செய்கிறது. இப்போது பெற்றோர்களாக நாம் என்ன செய்கிறோம்? குழந்தை செய்த தவறை மொத்த சமூகத்திற்கு முன்னால் நின்று நம் குடும்பம் செய்த தவறாக சித்தரித்துக் கொண்டு, நம் தனிப்பட்ட ஈகோ பிரச்சினையாக மாற்றிக் கொள்கிறோம். ஒரு குழந்தையிடம் எப்படி நடந்து கொள்வது என்ற அடிப்படை புரிதலின்றி, கடுமையான தண்டனைகள் மூலம் குழந்தையை திருத்த, நல்வழிப்படுத்த முயல்கிறோம். இது எந்த அளவிற்கு பயன்தரும்...?

'ஆத்திரக்காரனுக்கு புத்தி மட்டு' என்று ஒரு பழமொழி கேள்விப்பட்டிருக்கிறீர்களா...? இதற்கான உளவியல் ரீதியான விளக்கம் என்ன தெரியுமா...?

நாம் எவ்வளவு படித்து, அனுபவம் வாய்ந்தவராக அறிவைச் சேர்த்து வைத்திருந்தாலும் சரி. நாம் உணர்ச்சிவசப்படுகிற அந்த நிமிடத்தில் நமது அறிவு வேலை செய்யாது. மாறாக, உணர்ச்சி நிலை மட்டுமே மனம் முழுவதும் வியாபித்திருக்கும். இந்தப்

பழமொழியில் ஆத்திரம் என்றால் உணர்ச்சியையும், புத்தி என்பது அறிவையும் குறிக்கிறது.

இதே புரிதலை குழந்தைகளுக்கு பொருத்திப் பார்ப்போம். ஒரு தவறைச் செய்த நிலையில் பெற்றோர்களில் கண்டனத்திற்கும், தண்டனைக்கும் ஆளாக்கப்பட்ட குழந்தை என்ன நிலையில் இருக்கும்? நிதானமான மனநிலையிலா...? அல்லது உணர்ச்சி வசப்பட்ட மனநிலையிலா...? தண்டனை கொடுக்கும் நமது மனநிலையே உணர்ச்சிநிலையில் இருக்கும்போது குழந்தையின் மனநிலை முற்றிலும் பயந்து போய் உணர்ச்சிவசப்பட்ட மனநிலையில் தான் இருக்கும்.

நாம் கொடுத்த தண்டனையால் உணர்ச்சிநிலைக்குத் தள்ளப்பட்ட குழந்தைக்கு, இப்போது நாம் சொல்லும் அறிவுரைகள் புரியுமா? நிச்சயமாக புரியாது. உணர்ச்சிநிலையில் தான் அறிவு வேலை செய்யாதே...

அப்படியானால், அதே தவறை தண்டனைக்குப் பிறகு குழந்தைகள் ஏன் செய்வதில்லை...? அந்த செயல் தவறு என்று புரிந்து கொண்டு தண்டனை பெற்ற குழந்தைகள் மறுபடியும் தவறு செய்யாமல் இருப்பதில்லை. மாறாக, குறிப்பிட்ட செயலைச் செய்தால் நாம் தண்டனை தருவோம் என்று புரிந்து கொண்டுதான் குழந்தைகள் அமைதி காக்கின்றன.

தண்டனைக்குப் பயந்து, தண்டனை கிடைக்கும் சூழலில் குழந்தைகள் குறிப்பிட்ட செயல்களைச் செய்வதில்லை. இப்படி, தண்டனைக்கு பயந்த குழந்தைகள் அந்த பயத்தை மீறும் போதோ, தண்டனை கொடுக்க ஆளில்லாத சூழலிலோ அதே தவறை மறுபடியும் மறுபடியும் செய்யத் துணிகின்றன. இதுதான் நம் ஒழுக்க போதனை.

அறியாத நிலையில் தவறு செய்த குழந்தையை, குற்றவுணர்ச்சி ஏற்படாமல், நிதானமான மனநிலையில் செயலின் விளைவு குறித்து புரிய வைப்பதே நிரந்தரமாக குழந்தைகளை தவறுகளிலிருந்து மீட்கும் வழியாகும்.

நாம் குழந்தைகளுக்காக பரிந்துரைக்கும் கல்வி எப்படிப்பட்டது?

மதிப்பெண்களை நோக்கி ஓடும் பந்தயக் குதிரைகளாக நாம் குழந்தைகளைத் தயார் செய்கிறோம். எல்லா குழந்தைகளும்

ஒரே வேகத்தில் ஓடக்கூடியவைகளாக, எல்லா குழந்தைகளும் முதல் மதிப்பெண் பெறும் கற்பனையில் பள்ளிகள் போருக்குத் தயாரிக்கும் பயிற்சி முகாம்களைப் போல காட்சியளிக்கின்றன.

இயற்கை வேளாண் விஞ்ஞானி முனைவர்.கோ.நம்மாழ்வார் அவர்கள் சொல்வார்கள் – "படிப்பாளி வேறு, அறிவாளி வேறு. படிப்புக்கும் அறிவுக்கும் சம்பந்தமில்லை. நாம் படிப்பாளிகளை அறிவாளிகளாக தவறாகப் புரிந்து கொள்கிறோம்."

நம் குழந்தைகளை அறிவாளியாக்க முயல்கிறோம் என்று நினைத்துக் கொண்டு, படிப்பாளியாக மாற்றி விடுகிறோம். அறிவு சுடர் விடும் பருவத்தில் மனப்பாடத்தை மட்டுமே கற்றுத்தருகிறோம்.

நாம் தவறாகக் கற்று வைத்திருக்கும் சாதி அடிப்படையிலான சமூக மதிப்பீடுகளை, பாலின ரீதியான சமமற்ற தன்மையை, பொருளாதாரம் குறித்த மிகை கற்பனைகளை உள்வாங்கிக் கொண்ட நவீன மிருகங்களாக நம் குழந்தைகளை நாமே தயாரிக்கிறோம்.

இப்படியாக, குழந்தை வளர்ப்பு குறித்த அடிப்படைகள் புரியாத – கற்றல் என்றால் என்னவென்று தெரியாத – கல்வி குறித்த புரிதலே இல்லாத பெற்றோர்களாக நாம் இருக்கிறோம் என்பதை முதலில் நாம் புரிந்து கொள்வது அவசியம்.

கண்டிப்பான பெற்றோர் அல்லது செல்லம் கொடுக்கும் பெற்றோர் என இரண்டே வகைகளில் இந்தியப் பெற்றோர்களை அடக்கி விட முடியும் என்ற உண்மையை கன்னத்தில் அறைவது போலச் சொல்கிறது இந்நூல். இந்தக் கட்டுரைகளின் வழியே பேசும் எழுத்தாளர் ஜெயராணியின் சொற்கள் சில இடங்களில் நமக்கு வலி தருவதாக இருந்தாலும் கூட, நம் குழந்தைகளின் எதிர்கால முழுமை கருதி இவற்றை உள்வாங்கிக் கொள்ள வேண்டிய அவசியம் ஒவ்வொரு பெற்றோருக்கும் இருக்கிறது. குழந்தை வளர்ப்பின் ஒவ்வொரு படிநிலையையும் ஒரு பத்திரிகையாளராக தான் உள்வாங்கிய நிகழ்வுகளின் மீது, தான் சொல்ல விரும்பும் கருத்தினை தன்னனுபவமாக முன்வைக்கிறார் நூலாசிரியர்.

குழந்தைகள் நமது வழியாக இந்தப் பூமிக்கு வருபவை தானே ஒழிய, குழந்தைகளின் மீது பெற்றோருக்கு எந்த அதிகாரமும் இல்லை என்ற கலீல் ஜிப்ரானின் வரிகளோடு துவங்கும் அத்தியாயங்கள் குழந்தைகளுக்கான உணவு முறை, அவற்றின்

இயற்கையான ஆரோக்கியம் ஆகியவற்றைப் பற்றியும் ஆழமாக உரையாடுகின்றன.

பெரும்பாலான அல்லது எல்லா இந்தியப் பெற்றோர்களுமே குழந்தைகளுக்காகவே வாழ்வதாகவும், உழைப்பதாகவும், கஷ்டங்களைத் தாங்கிக் கொள்வதாகவும் கூறுவார்கள். ஆனால், குழந்தைகளுக்கான நேரத்தை தம் வாழ்வில் எப்போதுமே ஒதுக்குவதில்லை என்பதையும், நாம் இலக்குகளாக நம்புபவற்றையே குழந்தைகளின் எதிர்காலமாக மாற்ற நாம் முயல்வதையும் விரிவாக, நிதானமாக நம் மனசாட்சியோடு கேள்விகளின் மூலம் பேசுகிறது இந்நூலின் பக்கங்கள்.

குழந்தைகளோடு பேசத்தெரியாதவர்களாக, அவர்களை வளர்க்கத் தெரியாதவர்களாக, நம் உடல்நலனையும் - குழந்தைகளின் உடல்நலனையும் பாதுகாக்கத் தெரியாதவர்களாக, எந்த உணவு நல்ல உணவு என்ற புரிதல் இல்லாதவர்களாக, மகிழ்ச்சி என்றால் என்ன என்ற அடிப்படைப் புரிதல் இல்லாதவர்களாக நாம் இருக்கிறோம் என்ற உண்மையை நாம் உணர்வதற்கு பதினான்கு கட்டுரைகளையும் பொறுமையோடு வாசிக்க வேண்டும்.

குழந்தைகள் எங்கிருந்து கற்றுக் கொள்கிறார்கள் என்று நம்மைக் கேட்டால் நாம் சொல்வோம் - கல்விக் கூடங்களில் இருந்து என்று. ஆனால், உண்மையில் யோசித்துப் பார்த்தால் கல்விக் கூடங்களுக்கு வெளியே நாம் கற்றவைதான் ஏராளம். ஆனால், நாம் நம் குழந்தைகளை கல்விக்கூடங்களுக்குள்ளாகவே உலகத்தைக் கற்றுக் கொள்ள முடியும் என்ற மூடநம்பிக்கையின் அடிப்படையிலேயே வளர்க்கிறோம். கல்விக்கூடங்கள் மட்டுமே நம்பி, அதனையே அறிவாக எண்ணி வளரும் குழந்தைகள் எதார்த்த உலகை எதிர்கொள்ளவும், அதனோடு தகவமைத்துக் கொள்ளவுமான தகுதிகளைப் பெறுவதில்லை. இந்த உண்மை பெற்றோர்களாக நமக்குப் புரியும் போது, நம் குழந்தைகள் பெரியவர்களாகி அவர்கள் கற்றலை நிறுத்திக் கொண்டிருப்பார்கள். இது ஒரு சாபத்தின் சுழற்சி போல, இந்தியக் குடும்பங்களில் தலைமுறைகளாகக் கடத்தப்பட்டு வந்திருக்கிறது.

குழந்தை வளர்ப்பு என்பது வெறும் அக்கறையும், கண்டிப்பும் மட்டும் கலந்தது அல்ல. குழந்தைகளின் அடிப்படை சுதந்திரம், அவர்களின் அறிவு விரிவாக்கம், உலகைப் புரிந்து கொள்ளும் தன்மை, அவர்கள் எதிர்கொள்ளும் சமூகப் பிரச்சினைகள், பாலியல்

ரீதியான புரிதல்... என ஏராளமான அம்சங்கள் நிறைந்தவை என்பதை இந்நூலை வாசிக்கும் ஒவ்வொருவரும் உணர்வார்கள்.

குழந்தைகளுக்கு வசதியான வாழ்வைக் கொடுக்கத்தான் நாம் துடிக்கிறோமே தவிர, அன்பான, அமைதியான, பிரச்சினைகளற்ற வாழ்வைத் தர நாம் எந்த சிரத்தையும் எடுப்பதில்லை – என்பன போன்று நேரடியாக உண்மைகளைக் கூறும் வரிகள் பக்கங்கள் தோறும் பதிவு செய்யப்பட்டிருக்கின்றன.

ஒவ்வொரு கட்டுரையையும் புரிந்து கொள்ளும் மனநிலையோடு வாசித்து, நம் குழந்தைகளை மனதில் வைத்து தீர்வை நோக்கி நகர வேண்டிய அவசியமான காலத்தில் நாம் வாழ்கிறோம்.

குழந்தைகளை பெற்றோர்கள் புரிந்து கொள்வதில் இருக்கும் தடைகளை நீக்கும் ஒரு சிறிய உடைப்பை இந்நூல் ஏற்படுத்துவதே வாசிப்பதற்கு நாம் செலுத்தும் மரியாதையாகும்.

சமூகக் கொடுமைகளை சகித்துக் கொண்டு வாழ்ந்து பழகிப்போன மனித மனசாட்சிகளைத் தட்டியெழுப்பும் படைப்புகளை தொடர்ந்து தந்து கொண்டிருக்கிறார் எழுத்தாளர் ஜெயராணி. இன்னும் நிறைய எழுதவும், விழிப்புணர்வு பரவவும் வாழ்த்துகள் தோழி.

நூல் விவரம்:

உங்கள் குழந்தை யாருடையது? (கட்டுரை நூல்)
ஜெயராணி
வெளியீடு: தமிழ்வெளி பதிப்பகம், சென்னை.